Aus dem Hygiene-Institut der Universität Wien

W0323342

Hygiene und Mikrobiologie

Ausgewählte Kapitel

für den

medizinischen Fachdienst

Von

Oberarzt Doz. Dr. med. Gerhard WIEDERMANN

und

Assistent Dr. med. Heinz-Peter WERNER

37 Abbildungen

Verlag Göschl · Wien

ISBN 3-85097-010-8

© 1971 Verlag D. Göschl, 1170 Wien, Klopstockgasse 34.
Alle Rechte, auch das der fotomechanischen Wiedergabe, sind vorbehalten.
Gesamtherstellung: Missionsdruckerei St. Gabriel, 2340 Mödling.

Wiedermann/Werner

HYGIENE UND MIKROBIOLOGIE — AUSGEWÄHLTE KAPITEL

BAND 1 — THEORIE UND PRAXIS IM KRANKENHAUS

Inhaltsverzeichnis

Vorwort

Die verschiedenen Gebiete der Hygiene und Mikrobiologie werden in zahlreichen Werken eingehend behandelt, wobei hervorragende Kenntnisse vermittelt werden können. Bei Vorliegen so zahlreicher Werke wäre ein weiteres Buch über Gebiete der Hygiene und Mikrobiologie an sich unbefriedigend, wenn nicht überflüssig. Trotzdem stehen gerade der medizinische Fachdienst, die technische Assistentin, die Krankenschwester oder der Krankenhelfer der umfassenden Literatur und dem modernen Wissensgut einigermaßen hilflos gegenüber. Das Anliegen dieses Buches ist es daher, einerseits modernes Wissen auf dem Gebiet der Hygiene und Mikrobiologie zu vermitteln, andererseits aber den Stoff auch in übersichtlicher und leicht faßlicher Weise so zu ordnen, daß eine Information schnell und bequem möglich ist. Zur Straffung der Thematik wurde auf manche Kapitel verzichtet; so sind Belange der Krankenhaushygiene mit Abschnitten über Desinfektion, Sterilisation und Hospitalismus nicht in diesem Buch enthalten, da sie schon in unserem anderen Buch (Angewandte Hygiene im Krankenhaus), wenn auch in anderem Zusammenhang, behandelt wurden. In diesem Sinn soll dieses Büchlein verstanden sein und einen praktischen, jedoch, wie wir meinen, nicht unwesentlichen Zweck erfüllen.

Die Verfasser

I. Allgemeine Mikrobiologie

Die Mikrobiologie ist die Lehre von kleinen Organismen (Mikroorganismen). Medizinisch bedeutsame Mikroorganismen sind vor allem jene, die mit einem Lebewesen, und zwar vor allem einem Menschen, in Beziehung treten. Weiters ist es auch sehr wichtig zu wissen, ob als Folge dieser Beziehung krankhafte Erscheinungen bei Mensch oder Tier auftreten können. Voraussetzung für das Zustandekommen einer durch Mikroorganismen bedingten Krankheit ist eine I n f e k t i o n . Deshalb interessiert uns bei Mikroorganismen auch besonders ihre Fähigkeit zu infizieren, also ihre Infektiosität. Da für eine Infektion das Haften der Keime, ihr Eindringen in den Körper und ihre Vermehrung im Körper gefordert werden, ist auch die Infektiosität der Keime durch diese Eigenschaften bestimmt. Je besser ein Keim haftet und in einen bestimmten Wirtsorganismus eindringt, je schneller er sich in ihm vermehrt, desto infektiöser ist er für den betreffenden Wirt. Kommt es als Folge dieser Vermehrung zu Krankheitserscheinungen, dann ist der Keim für diesen Wirt „p a t h o g e n" [πάθος (griech.) = Leid, also eigentlich leiderzeugend = krankmachend].

D i e P a t h o g e n i t ä t e i n e s K e i m e s i s t a l s o d i e F ä h i g k e i t , k r a n k h e i t s e r r e g e n d z u w i r k e n .

Unter V i r u l e n z verstehen wir die Summe der Eigenschaften eines Keimes, die es ihm ermöglichen, die Widerstandskraft des Organismus zu überwinden (z. B. seine Fähigkeit, Gifte und Fermente zu bilden, Vermehrungsgeschwindigkeit u. a.).

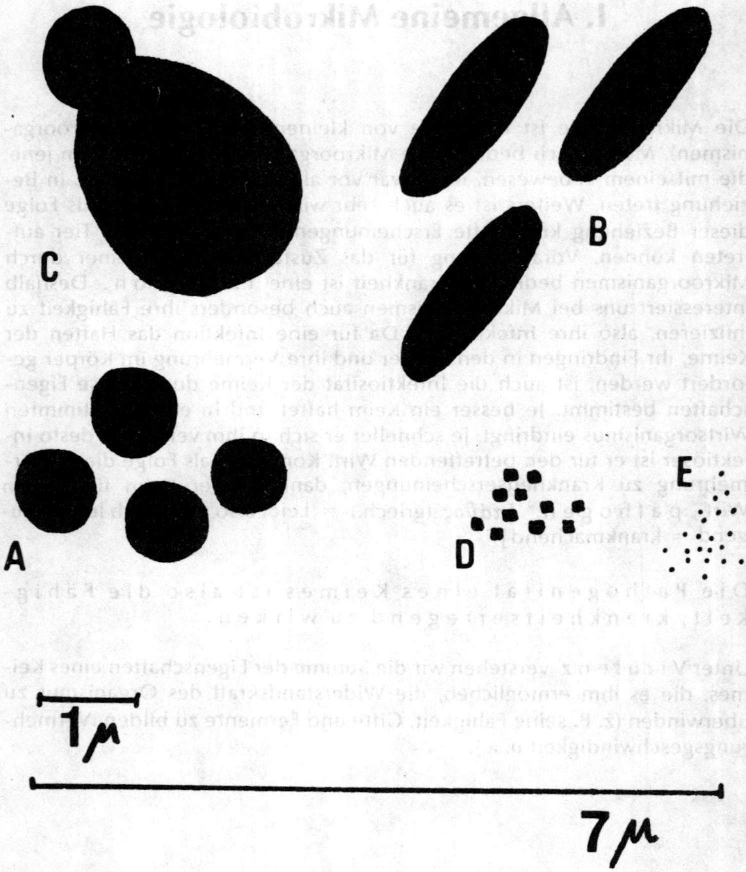

Abb. 1: Größenvergleich verschiedener Mikroorganismen. Als Vergleich ist der Durchmesser eines roten Blutkörperchens (7 μ) wiedergegeben. Bakterien besitzen eine Größe von 0,1 bis über 10 μ (ein μ = Mikron = ein tausendstel Millimeter). A = Kokken, B = Enterobakterien. Pilze (C) sind meist größer. Die Größe von Urtierchen (Protozoen) schwankt zwischen 10 und 200 μ. An der Grenze der Sichtbarkeit mit einem normalen Lichtmikroskop liegen Pockenviren (D) mit 200 x 300 mμ (ein mμ = ein tausendstel Mikron = ein millionstel Millimeter). Die meisten Viren sind jedoch viel kleiner (E) und nur mit besonderen Mikroskopen sichtbar.

II. Allgemeine Bakteriologie

Bakterien sind einzellige, kleine (0,1—10μ) Lebewesen, die sich durch Querteilung ungeschlechtlich vermehren. Sie kommen in vier verschiedenen Formen vor:

Kugelförmige Bakterien (Kokken),
Stäbchen,
kommaförmige Bakterien (Vibrionen),
schraubenförmige Bakterien (Spirillen).

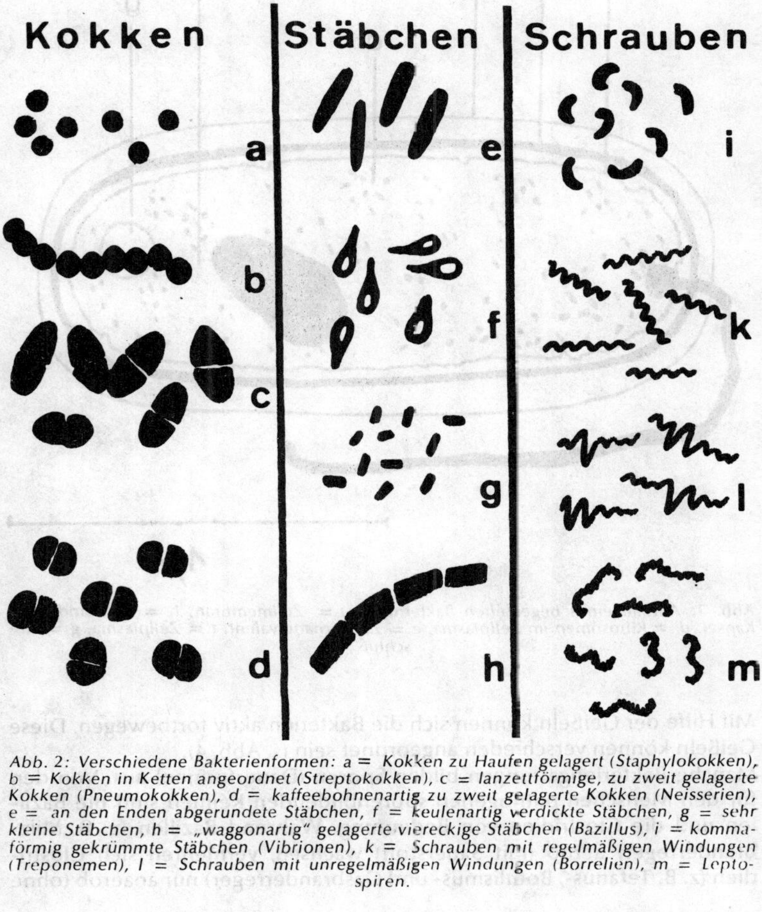

Abb. 2: Verschiedene Bakterienformen: a = Kokken zu Haufen gelagert (Staphylokokken), b = Kokken in Ketten angeordnet (Streptokokken), c = lanzettförmige, zu zweit gelagerte Kokken (Pneumokokken), d = kaffeebohnenartig zu zweit gelagerte Kokken (Neisserien), e = an den Enden abgerundete Stäbchen, f = keulenartig verdickte Stäbchen, g = sehr kleine Stäbchen, h = „waggonartig" gelagerte viereckige Stäbchen (Bazillus), i = kommaförmig gekrümmte Stäbchen (Vibrionen), k = Schrauben mit regelmäßigen Windungen (Treponemen), l = Schrauben mit unregelmäßigen Windungen (Borrelien), m = Leptospiren.

Bakterienzellen ähneln in ihrem Aufbau Körperzellen. Sie besitzen ein zellkernähnliches Gebilde (Kernäquivalent), ein Zellplasma (Zytoplasma) und verschiedene Einschlüsse im Plasma. Dieses wird von einer Zellmembran und diese wieder von einer stützenden Zellwand umhüllt. Die Zellwand ist oft von einer Kapsel oder einer Schleimhülle umgeben. Zusätzlich ist ein Teil der Bakterien mit Geißeln versehen.

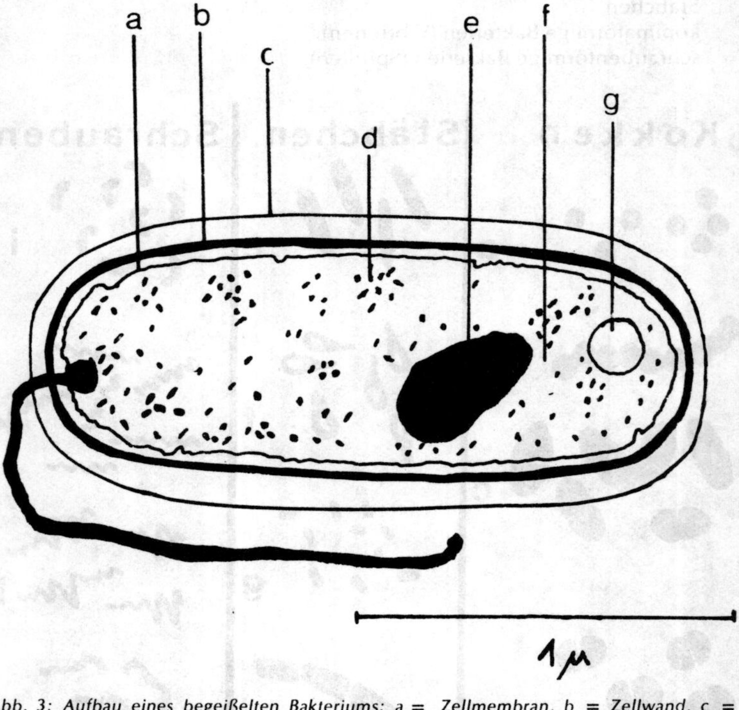

Abb. 3: Aufbau eines begeißelten Bakteriums: a = Zellmembran, b = Zellwand, c = Kapsel, d = Ribosomen im Zellplasma, e = Zellkernäquivalent, f = Zellplasma, g = Einschluß.

Mit Hilfe der Geißeln können sich die Bakterien aktiv fortbewegen. Diese Geißeln können verschieden angeordnet sein (s. Abb. 4).
Manche Bakteriengattungen bilden Sporen (Dauerformen) aus. Von den für den Menschen pathogenen sporenbildenden Keimen sind die Bazillen und die Clostridien von Bedeutung. Während Bazillen (z. B. Milzbranderreger) aerob (mit Sauerstoff) wachsen, vermehren sich Clostridien (z. B. Tetanus-, Botulismus- und Gasbranderreger) nur anaerob (ohne

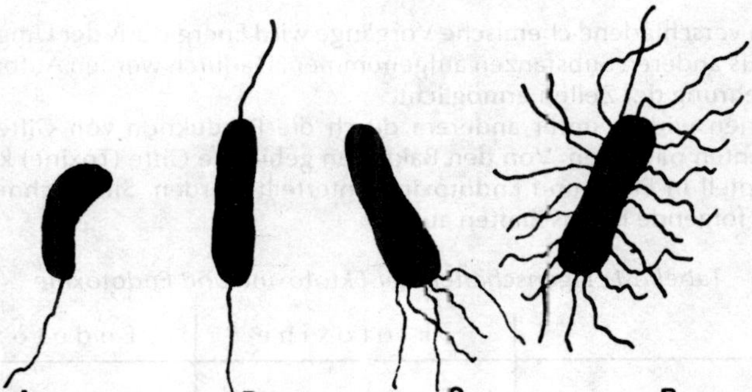

Abb. 4: Arten der Begeißelung: A = monotrich, B = amphitrich, C = lophotrich, D = peritrich.

Sauerstoff). Der vegetative Keim bildet unter bestimmten Umweltbedingungen im Zelleib eine Spore aus. Diese buchtet bei den Clostridien die Zellwand aus. Bei den Bazillen ist dies nicht der Fall. Solche Dauerformen sind besonders widerstandsfähig gegen physikalische und chemische Einflüsse. Gelangen Sporen in ein für ihre Art günstiges Milieu, so entsteht wiederum eine vegetative Zelle.

Beispiel: Gelangen Sporen von Cl. tetani in ein Gewebe, in welchem für diese Art günstige Bedingungen (= kein Sauerstoff = anaerobes Milieu) herrschen, so wachsen die Sporen aus und bilden vegetative Formen. Erst diese produzieren Gift und verursachen dadurch das Krankheitsbild des Tetanus.

Bakterien sind im normalen Lichtmikroskop darstellbar. Man kann sie ungefärbt oder gefärbt betrachten. Häufig verwendet man die Färbung nach Gram, mit deren Hilfe die Bakterien ebenfalls eingeteilt werden können. Manche Bakterien behalten auch nach der Differenzierung den Gramfarbstoff (= grampositive Bakterien = blau), während andere diesen wiederum bei Differenzierung abgeben und mit einer Kontrastfarbe (z. B. Fuchsin) dargestellt werden (= gramnegative Bakterien = rosa).

Weiters gibt es eine große Zahl von Spezialfärbungen, so z. B. zur Darstellung der Geißeln, der Kapseln, der Sporen usw. Eine diagnostisch wichtige Färbung ist auch die selektive Färbung von alkoholsäurefesten Stäbchen nach Ziehl-Neelsen zur Darstellung von Mykobakterien (z. B. Tuberkulose-Erreger). Über verschiedene Färbungen siehe Anhang.

Außer der Darstellung im Lichtmikroskop verwendet man weitere spezielle Techniken, um Bakterien bzw. ihren Aufbau sichtbar zu machen (Elektronenmikroskop, Dunkelfeldmikroskop, Phasenkontrastmikroskop usw.).

Bakterien haben ebenso wie alle Lebewesen, tierische und pflanzliche Zellen, einen Stoffwechsel. Als Stoffwechsel bezeichnet man die Gesamtheit der chemischen Reaktionen, die in einem Lebewesen ablaufen.

Durch verschiedene chemische Vorgänge wird Energie aus der Umgebung und aus anderen Substanzen aufgenommen. Dadurch werden Aufbau und Vermehrung der Zellen ermöglicht.
Bakterien wirken unter anderem durch die Produktion von Giften und Fermenten pathogen. Von den Bakterien gebildete Gifte (Toxine) können prinzipiell in Ekto- und Endotoxine unterteilt werden. Sie zeichnen sich durch folgende Eigenschaften aus:

Tabelle 1: Eigenschaften der Ektotoxine und Endotoxine

	Ektotoxine	Endotoxine
Aufbau	Eiweiß	komplex (Eiweiß, Zucker, Lipide)
Temperaturempfindlichkeit	empfindlich	nicht empfindlich
Giftigkeit	sehr giftig	weniger giftig
Pyrogenität	fehlt	vorhanden
antigene Wirksamkeit	gut	mäßig
Entgiftbarkeit	bei manchen gut (Toxoide)	schlecht
Freisetzung	Sekretion	nach Zellzerfall

Ektotoxine sind somit sehr giftige Eiweißkörper, die temperaturempfindlich sind und von den intakten Bakterienzellen freigesetzt werden. Manche von ihnen können entgiftet und in Toxoide verwandelt werden, die weiterhin gute Antigene sind.
Endotoxine sind komplex aufgebaute Substanzen, die nicht temperaturempfindlich sind und erst nach Zerfall der Bakterienzelle freigesetzt werden. Sie sind weniger giftig als Ektotoxine, können nicht oder schlecht entgiftet werden und sind schlechte Antigene.
Die Fähigkeit einzelner Bakterien, bestimmte Substanzen als Energiequellen verwerten zu können, verwendet man zu diagnostischen Zwecken. In solch einer „bunten Reihe" prüft man außerdem eine Anzahl verschiedener Reaktionen (z. B. die Spaltung bestimmter Zuckerarten usw.). Bei einer positiven Reaktion beobachtet man einen Farbumschlag des Indikators (daher der Name „bunte Reihe").
Fast alle Bakterien sind auf oder in künstlichen Nährmedien züchtbar. Da es kein Nährmedium gibt, auf welchem alle Bakterien gut wachsen, muß man für die Züchtung (Kultur) bestimmter Keime jeweils den geeigneten Nährboden auswählen. Aus diesem Grund ist bei einer Materialeinsendung zur Kultivierung von Bakterien unbedingt die klinische Diagnose bzw. Verdachtsdiagnose auf dem Anweisungszettel zu vermerken.
Man unterscheidet prinzipiell feste und flüssige Nährmedien. Feste Nährmedien (Nährböden) werden zur Isolierung und Differenzierung verwendet. Solch ein Nährboden wird durch Zusatz von ca. zwei Prozent

Agar-Agar (gallertartige Substanz, aus Meeresalgen gewonnen) zu einem Nährsubstrat hergestellt.

Auf besonderen festen Nährböden wird auch die Empfindlichkeit von Bakterien gegen bestimmte Antibiotika und Chemotherapeutika geprüft. Zu diesem Zweck wird der aus Patientenmaterial gezüchtete Keim auf einen festen Nährboden gleichmäßig mit einer Platinöse aufgebracht. Anschließend legt man mit verschiedenen Antibiotika und Chemotherapeutika getränkte Blättchen auf den Nährboden. Nach einer Bebrütungszeit von 16 bis 20 Stunden wird abgelesen, welches Mittel das Wachstum des Keimes hemmt (d. h. der Keim ist empfindlich gegen das Mittel). An Hand dieser Empfindlichkeitsprüfung (Antibiogramm) wird man ein für die Therapie geeignetes Antibiotikum bzw. Chemotherapeutikum auswählen.

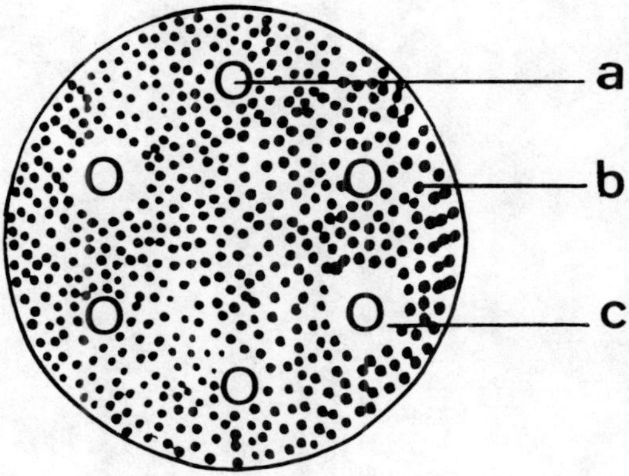

Abb. 5: Blättchentest (Antibiogramm) zur Empfindlichkeitsprüfung von Bakterien gegen Antibiotika und Chemotherapeutika. a = mit Antibiotikum getränktes Testblättchen (gegen dieses Antibiotikum ist der Keim unempfindlich); b = gewachsene Bakterienkolonien; c = keimfreier Hof um ein Blättchen, welches mit einem wirksamen Antibiotikum getränkt ist.

Flüssige Nährmedien (Bouillon) werden zur Anreicherung von Bakterien verwendet.

Wie schon oben erwähnt, verwendet man geeignete Nährstoffe und Zusätze, um bestimmten Keimen das Wachstum zu ermöglichen. Daneben muß man auch besondere Züchtungsmethoden beachten. Während man bei aeroben (= mit Sauerstoff) wachsenden Keimen für einen Luftzutritt sorgen muß, würden anaerob wachsende Keime unter den gleichen Umständen nicht wachsen. Diese muß man unter anaeroben (= ohne Sauerstoff) Bedingungen kultivieren. Weiters ist eine geeignete Temperatur auszuwählen. Für die meisten Bakterien ist 37 °C die beste Temperatur zur Kultivierung. Andere wachsen hingegen nur bei einer Temperatur um 20 °C. Andererseits gibt es Bakterien, die bei Temperaturen von ca. 60° C bebrütet werden müssen.

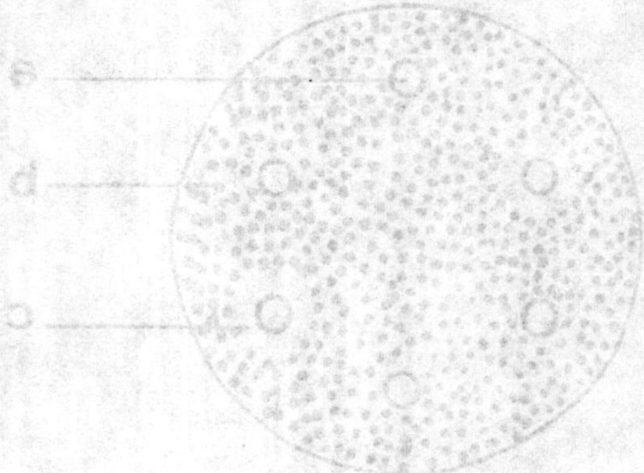

III. Spezielle Bakteriologie

Die Einteilung der Bakterien beruht neben anderen wichtigen Merkmalen vor allem auf ihrer Form und der Anfärbbarkeit mit dem Gramfarbstoff (siehe Anhang). Hier sind nur die medizinisch bedeutsamen Arten wiedergegeben.

1. K u g e l f ö r m i g e B a k t e r i e n

a) Grampositive Kokken:	Staphylokokken	
	Gaffkyen	
	Sarzinen	
	Streptokokken	
	Pneumokokken	
b) Gramnegative Kokken:	Neisserien	
		N. meningitidis
		N. gonorrhoeae

2. S t ä b c h e n

a) Grampositive Stäbchen:	Corynebacterium diphtheriae	
b) Grampositive, anaerob wachsende sporenbildende Stäbchen	Clostridien	
		Cl. tetani
		Cl. botulinum
		Gasbrand-Gasödem-Erreger
c) Grampositive, aerob wachsende sporenbildende Stäbchen:	Bacillus	
		Bac. anthracis
d) Gramnegative Stäbchen:	Haemophilus influenzae	
	Pasteurella	
		Past. tularensis
		Past. pestis
	Bordetella pertussis	
	Brucellen	
	Enterobakterien	
		Salmonellen
		Shigellen
		Escherichia coli
	Pseudomonas aeruginosa	
e) „Alkohol-säurefeste" Stäbchen:	Mykobakterien	
		Mykobact. tuberculosis
		Mykobact. leprae

3. Kommaförmige Bakterien

Vibrio cholerae

4. Schraubenförmige Bakterien

Spirillen

Treponemataceae

Borrelien

Treponemen

Leptospiren

Kokken

Staphylokokken

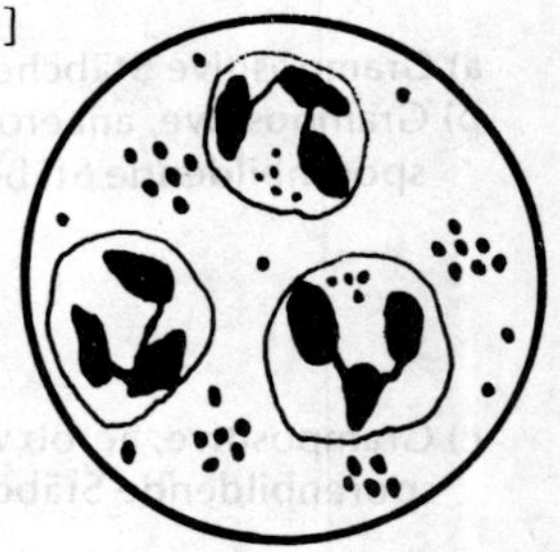

Abb. 6: Staphylokokken-Eiter

[σταφυλή (griech.) = Traube, Coccus = Kugel]
Grampositive, unbegeißelte, in Haufen liegende Kugeln mit einem Durchmesser von ca. 1 Mikron (μ), die vorwiegend aerob wachsen und keine Sporen ausbilden. Sie sind auf einfachen Nährböden kultivierbar und sehr resistent gegen Austrocknung und hohe Kochsalzkonzentrationen. Daher halten sie sich lange Zeit infektionstüchtig im Krankenhausstaub und in gesalzenen Nahrungsmitteln. Aus den genannten Gründen sind Staphylokokken häufig die Ursache eines Hospitalismus.

Man unterscheidet für den Menschen pathogene und apathogene Staphylokokken. Pathogene Staphylokokken besitzen ein besonderes Fibrin koagulierendes Ferment (Koagulase). Apathogene Staphylokokken besitzen diese Fähigkeiten nicht. Die Einteilung je nach Farbstoffbildung (orange, weiß, zitronengelb) ist veraltet und hat keine Aussagekraft für die Pathogenität. Dennoch werden pathogene Staphylokokken als Staphylococcus aureus (goldgelbe Staphylokokken) bezeichnet.

Weiters besitzen sie eine Reihe von Fermenten, wie Hyaluronidase, Staphylokinase (Fibrinolysin), Gelatinase, Lipase, Phosphatase, Penicillinase usw. Staphylococcus-aureus-Stämme können auch Ektotoxine produzieren (z. B. α-Hämolysin, β-Hämolysin). Eine Sonderstellung nimmt das Enterotoxin ein, das die Ursache der meisten Lebensmittelvergiftungen ist. Dieses Toxin wird erst durch 30 Minuten langes Kochen zerstört.

Klinik

Erkrankungen durch Staphylokokken sind meist durch Eiterungen charakterisiert. Solch ein Eiter ist meist dickflüssig.

H a u t

Furunkel: Einschmelzende eitrige Entzündung eines Haarfollikels.
Karbunkel: Ansammlung von dicht beieinanderstehenden Furunkeln.
Abszeß: Gegen die Umgebung scharf abgegrenzte Eiterung. Ältere Abszesse sind von einer Membran umgeben.
Schweißdrüsenabszeß: Oft in der Achselhöhle von Schweißdrüsen ausgehend.
Spritzenabszeß: Tritt an Injektionsstellen auf und kann sowohl durch kontaminierte Kanülen als auch sekundär hämatogen entstehen.
Brustdrüseneiterung (Mastitis): Meist bei Stillenden.
Eiterflechte (Impetigo contagiosa): Vorwiegend bei Säuglingen und Kleinkindern, charakterisiert durch eitergefüllte Bläschen (= Pusteln) mit vorwiegender Lokalisation am Rumpf. Gelegentlich epidemisch auf Säuglingsstationen.
Infektiöse Prozesse, die durch sekundäre Vereiterungen von Hautverletzungen bedingt sind (z. B. Panaritium = Fingerwurm), werden meist durch Staphylokokken hervorgerufen.

S c h l e i m h ä u t e u n d i n n e r e O r g a n e

Eitrige Entzündungen, wie Augenbindehautentzündung (Conjunctivitis), Mittelohrentzündung (Otitis media), Scheidenentzündung (Colpitis), Eiteransammlungen in bereits vorgebildeten Hohlräumen (Empyeme), z. B. in Brustfellraum, Gallenblase usw., können durch Staphylokokken verursacht sein.
Eine Lungenentzündung (Pneumonie) durch Staphylokokken kann sowohl nach Virusinfektionen als auch ohne vorherige Virusinfektion auftreten. Diese Erkrankung verläuft unter einem schweren klinischen Bild und ist besonders beim Kleinkind gefürchtet (oft im Rahmen eines Hospitalismus).
Infolge Verschleppung der Keime auf dem Blutweg (hämatogen) kann es zur Ansiedelung der Keime in fast allen inneren Organen kommen. Hirnabszesse, Abszesse in der Niere und um die Niere sowie eine Endokarditis sind häufige Manifestationen einer hämatogenen Absiedelung von Staphylokokken.

Unter B a k t e r i ä m i e versteht man das Kreisen von Bakterien im Blut. Kommt es dadurch zu schweren klinischen Erscheinungen (septisches Fieber, Kreislaufbeteiligung, Organveränderungen), so spricht man von einer S e p s i s. Finden sich zusätzlich eitrige Absiedelungen in Organen, so handelt es sich um eine P y ä m i e.

K n o c h e n m a r k s e n t z ü n d u n g (O s t e o m y e l i t i s): Eine Osteomyelitis tritt vorwiegend in der Wachstumsphase auf. Häufig werden die langen Röhrenknochen befallen. Dabei können große Knochenstücke eitrig einschmelzen.
„A n t i b i o t i k a - E n t e r o c o l i t i s": Entzündung des Dünn- und Dickdarmes bei Therapie mit Breitbandantibiotika. Durch die orale Gabe von Breitbandantibiotika wird die normale Darmflora stark gestört. Dadurch werden die normalerweise vorkommenden Darmbakterien abgetötet. Diese „Lücke" kann durch die Ansiedelung von antibiotika-resistenten Staphylokokken ausgefüllt werden. Schwere Krankheitsbilder mit dünnflüssigen Stühlen und Kreislaufversagen können die Folge sein. Ein ähnlich bedenkliches Bild kann auftreten, wenn es zum Überwuchern von Sproßpilzen oder Pseudomonas aeruginosa kommt.
L e b e n s m i t t e l v e r g i f t u n g (a k u t e G a s t r o e n t e r i t i s): Manche Staphylokokken produzieren in Lebensmitteln ein Enterotoxin, das zwei bis fünf Stunden nach der Mahlzeit zu starkem Erbrechen, Krämpfen, Schwindel, Fieber, Kreislaufversagen und eventuell Durchfall führt.

Diagnose

1. Klinisches Bild.
2. Erregerisolierung und Resistenzbestimmung. (Weitere Einteilung durch Antibiogramm, Serologie und Lysotypie.)
3. Nachweis von Enterotoxin bei Lebensmittelvergiftung.

Therapie

1. Chirurgische Maßnahmen.
2. Antibiotikagabe (je nach Antibiogramm).
3. Autovakzine (siehe Seite 170).

Epidemiologie

Das Reservoir von pathogenen Staphylokokken kann der gesunde oder kranke Mensch sein. 40 Prozent der Erwachsenen beherbergen Staphylococcus aureus im Nasen-Rachen-Raum. Schon in den ersten Lebenstagen sind bei Neugeborenen Staphylokokken nachweisbar. Antibiotikaresistenz und relative Unempfindlichkeit gegenüber physikalischen und chemischen Einflüssen tragen stark zur raschen Ausbreitung bei. Häufigster Erreger des infektiösen Hospitalismus.

Gaffkya

Grampositive Kokken, meist zu viert gelagert, von einer Schleimkapsel umgeben, die bei Abwehrschwäche Eiterungen verursachen können.

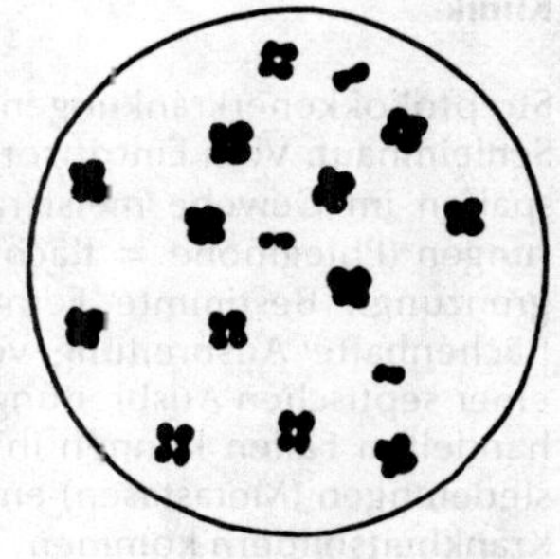

Abb. 7: Gaffkyen

Sarzina

In Gruppen zu acht gelagerte, grampositive Kokken. Apathogen.

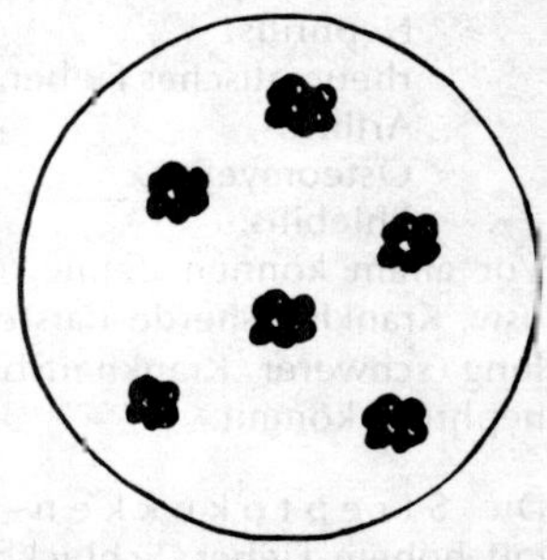

Abb. 8: Sarzinen

Streptokokken

Streptokokken sind kugelförmige oder ovale, 1,0 μ große, in Ketten angeordnete, grampositive Kokken. Sie bilden keine Sporen aus und sind unbeweglich. Auf bluthältigen Nährböden zeigen sie verschiedene Hämolyseformen (α, β, γ). Eine vollständige Hämolyse (Auflösung von roten Blutkörperchen) wird als β-Hämolyse bezeichnet. Sogenannte β-hämolysierende Streptokokken spielen eine große Rolle als Krankheitserreger. Die Einteilung in Gruppen (nach Lancefield) und Typen erfolgt nach dem chemischen Aufbau der Antigene. Streptokokken bilden eine Reihe von Toxinen und Fermenten.

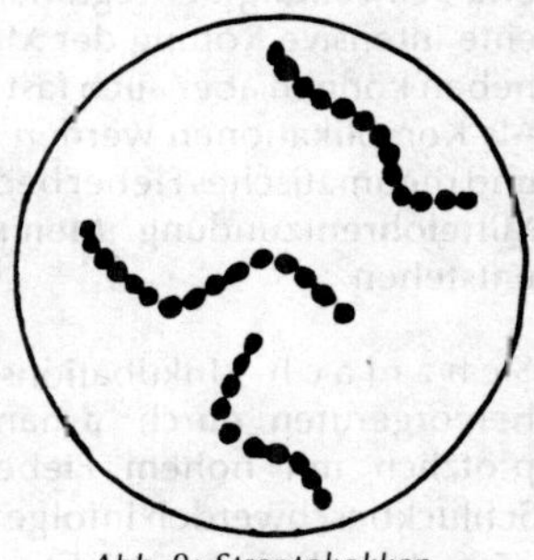

Abb. 9: Streptokokken

Streptolysin O, ein sauerstoffempfindliches Hämolysin, ist antigen wirksam. Die dagegen ausgebildeten Antikörper werden bei der Bestimmung des Anti-Streptolysin-O-Titers (ASLO) erfaßt.

Streptolysin S (sauerstoffstabiles Hämolysin) ist nicht antigen wirksam.

Erythrogenes Toxin = Scharlach-Toxin = Dick-Toxin: Dieses Toxin ist bei Scharlachkranken für das Exanthem verantwortlich. Bei Patienten, die kein Antitoxin im Serum haben, kommt es 12 bis 24 Stunden nach intradermaler Toxingabe zu einer Rötung und Schwellung an der Injektionsstelle (Dick-Test positiv).

Hyaluronidase (spreading factor), Streptokinase (Fibirinolysin) und Streptodornase sind für die rasche Ausbreitung von Streptokokkeneiterungen im Gewebe verantwortlich.

Klinik

Streptokokkenerkrankungen nehmen ihren Ursprung von der Haut oder Schleimhaut. Vom Eintrittsort breiten sich die Erreger entlang der Lymphspalten im Gewebe meist rasch aus und führen zu dünnflüssigen Eiterungen (Phlegmone = flächenhafte eitrige Entzündung ohne scharfe Begrenzung). Bestimmte Fermente sind für die Art des Eiters und die flächenhafte Ausbreitung verantwortlich. Jederzeit besteht die Gefahr einer septischen Ausbreitung im Organismus. Bei schlecht oder nicht behandelten Fällen können in der Folge sekundär an anderen Stellen Absiedelungen (Metastasen) entstehen. Dadurch kann es noch zu folgenden Krankheitsbildern kommen:

Endo-(Myo-)carditis,
Nephritis,
rheumatisches Fieber,
Arthritis,
Osteomyelitis,
Phlebitis.

Vor allem können Zähne, Nasen-Rachen-Raum, Tonsillen, Genitaltrakt usw. Krankheitsherde darstellen, von denen ausgehend es zur Entwicklung schwerer Krankheitsbilder, wie Rheumatismus und Glomerulonephritis, kommt.

Die Streptokokken-Angina ist meist eine akute Erkrankung mit hohem Fieber, Schluckbeschwerden, allgemeinem Krankheitsgefühl und Schwellung der regionären Lymphknoten. Man findet typischerweise eine intensive Rötung der Mandeln, eventuell mit kleinen Blutungen. Daneben können aber auch fast alle Entzündungsformen beobachtet werden. Als Komplikationen werden in erster Linie Endo-(Myo-)carditis, Nephritis und rheumatisches Fieber beobachtet. Weiters können auch Mandelabszeß, Mittelohrentzündung, Meningitis, Halsphlegmone oder gar eine Sepsis entstehen.

Scharlach (Inkubationszeit: drei bis fünf Tage), eine Erkrankung, hervorgerufen durch β-hämolysierende Streptokokken, beginnt meist plötzlich mit hohem Fieber, Allgemeinbeschwerden, Kopfschmerzen, Schluckbeschwerden infolge der Angina und starker Schwellung der regionären Lymphknoten. Nicht nur die Mandeln, sondern meist auch ein Großteil des Rachens zeigen eine intensive Rötung. Auf der Zunge findet man oft schmierige Beläge. Erst nach einigen Tagen lösen sich diese, und man sieht eine hochrote Zunge (Himbeerzunge, vierter bis achter Tag). Die Hauterscheinungen treten meist erst einen bis drei Tage später auf. Der in der Halsregion beginnende Ausschlag breitet sich innerhalb eines Tages über den ganzen Körper aus. Hauptlokalisationen sind meist der Bauch und die Leistenbeuge. Charakteristischerweise bleibt um den Mund eine Zone frei (Kinn-Mund-Dreieck, periorale Blässe). Das typische Scharlachexanthem ist eine feinfleckige, samtartige Rötung, jedoch gibt es auch andere Formen. Diese Rötung (Kapillarschädigung) wird durch das erythrogene Toxin der Streptokokken verursacht. Meist bilden sich alle diese Symptome am Ende der ersten Woche zurück, und es folgt eine groblamelläre Schuppung der Haut (besonders auffallend an Hand- und Fußflächen). Diese Schuppung ermöglicht oft noch im Nachhinein, auch falls kein Exanthem beobachtet wurde, die Diagnose.

Neben diesem typischen Verlauf gibt es alle Schweregrade der Erkrankung. Heutzutage findet man jedoch meist nur leichte Verlaufsformen. Außer diesem nur durch die Toxinwirkung verursachten Bild gibt es Komplikationen infolge Streptokokkeninvasion: Eitrige Entzündung des Mittelohres, des Herzbeutels, der Pleurahöhle, Geschwür- oder Abszeßbildung an den Mandeln usw. Davon ist das sogenannte „zweite Kranksein" (ca. drei Wochen nach Beginn des Scharlachs) zu unterscheiden. Man findet rheumatische Erkrankungen der Gelenke, des Herzmuskels und der Nieren. Nach Überstehen der Erkrankung — ohne daß eine Behandlung erfolgte — verbleibt eine Immunität, die nur selten durchbrochen werden kann.

Infolge der Penicillintherapie werden heutzutage häufiger neuerliche Erkrankungen beobachtet. Durch eine frühzeitige Antibiotikagabe verhindert man nämlich den vollen Ausbruch der Erkrankung. Deshalb wird auch nur ein unvollkommener Immunitätszustand erreicht. Aus diesem Grund kann ein Scharlachrekonvaleszent bei neuerlichem Kontakt wiederum erkranken.

Das Erysipel (Wundrose, Rotlauf), eine Entzündung der Haut und Unterhaut, wird vorwiegend durch β-hämolysierende Streptokokken verursacht. Diese scharf begrenzte, stark gerötete Schwellung neigt zu lymphogener Ausbreitung und geht mit schweren Allgemeinerscheinungen einher. Häufig entsteht ein Erysipel bei Menschen, die in ihrer Abwehr geschwächt sind. Oft kommt es nach scheinbarer klinischer Heilung zu Rezidiven an der selben oder an anderen Stellen.

Diagnose

1. Klinische Bilder.
2. Keimisolierung.
3. Serologisch: ASLO (Nachweis von Anti-Streptolysin O).

Therapie

Frühzeitig Penicillin.

Epidemiologie

Streptokokken sind sowohl bei gesunden als auch bei kranken Menschen nachweisbar. Verbreitet werden sie vorwiegend durch Tröpfcheninfektion, selten auch über indirekte Infektionswege.

Prophylaxe

Isolierung von Scharlachkranken und Kindern, die an einer akuten Streptokokkenangina leiden. Entlassung klinisch Gesunder nach d r e i n e g a t i v e n R a c h e n a b s t r i c h e n. Ebenso ist heutzutage — obwohl meist nur leichte Verlaufsformen beobachtet werden — trotzdem die Penicillintherapie unbedingt beizubehalten, um eventuelle Komplikationen zu verhindern.

Pneumokokken

Grampositive, unbewegliche, keine Sporen ausbildende, zu zweit gelagerte, lanzettförmige Diplokokken, die im Organismus eine Kapsel ausbilden:

Pneumokokken lösen sich bei Zusatz von Galle vollständig auf. Insgesamt kann man auf Grund der verschiedenen chemischen Struktur der Kapsel (Polysaccharide) 75 Typen unterscheiden. Pneumokokken produzieren keine Toxine. Die Kapsel wird für die Virulenz der Keime verantwortlich gemacht.

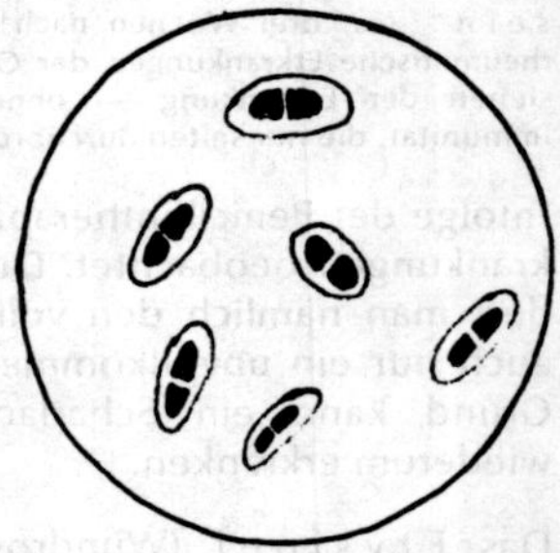

Abb. 10: Bekapselte Pneumokokken

Klinik

Pneumokokken sind neben Streptokokken und Staphylokokken typische Eitererreger. So können sie die Ursache einer Eiterung in den Nebenhöhlen, Mittelohrentzündung, Osteomyelitis, ulceröser Entzündung der Hornhaut und eventuell auch Peritonitis bei kleinen Mädchen sein. Im Anschluß daran kann es zur Sepsis, Empyembildung, Endocarditis, Arthritis oder Meningitis kommen.
Darüber hinaus können Pneumokokken zwei verschiedene Arten von Lungenentzündungen verursachen, eine lobäre (= Lappen-) und eine lobuläre (= Läppchen-) Pneumonie. Die l o b ä r e Pneumonie beginnt meist schlagartig aus voller Gesundheit mit hohem Fieber, Schüttelfrost und schwerer Atemnot und tritt vorwiegend bei Jugendlichen auf; dabei sind ein oder mehrere Lungenlappen befallen. Diese Erkrankung wird heutzutage selten beobachtet. Ein anderes klinisches Bild zeigt die l o b u l ä r e Pneumonie. Diese schleichend beginnende Lungenentzündung gesellt sich meist zu einer vorangehenden Schädigung der Lunge (dadurch Resistenzminderung), z. B. durch Viren oder Gase, hinzu. Auch sind zum Unterschied von der lobären Pneumonie nur einzelne Läppchen (über die ganze Lunge verstreut) befallen.

Diagnose

1. Mikroskopisches Präparat, gefärbt nach Gram direkt aus Abstrichmaterial, Sputum, Punktatflüssigkeit oder Liquor cerebrospinalis.
2. Isolierung der Erreger.
3. Tierversuch.
4. Serologisch.

Therapie

Möglichst frühzeitig! Pneumokokken sind empfindlich gegen Penicillin.

Epidemiologie und Prophylaxe

Ca. 40 Prozent der Bevölkerung sind Bakterienträger. Jedoch ist eine gewisse Disposition zum Angehen einer Infektion nötig. Dazu gehören resistenzmindernde Faktoren wie andere Erkrankungen des Respirationstraktes, Alkoholabusus, Virusinfektionen, Kreislaufstörungen oder Körperschwäche u. a. m. Eine Impfung mit typenspezifischen Kapsel-Polysacchariden ist möglich. Seit der Entdeckung des Penicillins werden keine Impfungen mehr durchgeführt.

Neisserien (gramnegative Kokken)

Neisserien sind gramnegative, unbewegliche, keine Sporen ausbildende, paarweise (kaffeebohnenförmig) gelagerte Kokken (Diplokokken). Manche Neisserien (N. catarrhalis, N. flava usw.) sind apathogene Bewohner des Rachens und der oberen Luftwege. Hier sollen jedoch nur die pathogenen Neisserien, wie N. meningitidis (Meningokokken) und N. gonorrhoeae (Gonokokken), besprochen werden. Beide sind morphologisch nicht voneinander zu unterscheiden. Durch unterschiedliche Zuckerspaltung und Wachstum nur auf besonderen Nährböden unter bestimmten Bedingungen können sie voneinander abgegrenzt werden.

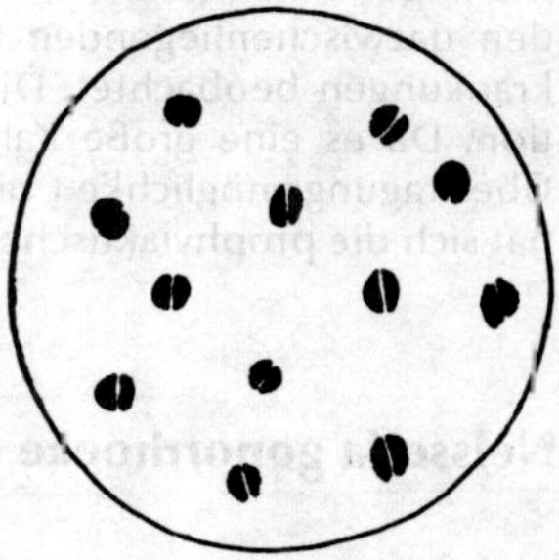

Abb. 11: Neisserien

Neisseria meningitidis (Meningokokken)

Klinik

Meningokokken können auch bei Gesunden im Rachen nachgewiesen werden. Von hier aus können sie über Lymphbahnen ins Blut (Bakteriämie) gelangen und in den M e n i n g e n (selten in den Lungen, Augen und eventuell in den Herzklappen) eitrige Absiedelungen hervorrufen. In seltenen Fällen gelangen Meningokokken vom Nasen-Rachen-Raum entlang von Nervenfasern direkt zu den Hirnhäuten (Meningen). Weiters können sie rasch zu einer perakut verlaufenden, oft mit Blutungen in der Haut und Kreislaufkollaps einhergehenden Meningokokkensepsis (Waterhouse-Friderichsen-Syndrom) führen.

Diagnose

1. Klinisches Bild.
2. Mikroskopisches Präparat (stets Methylenblau; Gram).
3. Isolierung der Erreger.

Therapie

Möglichst frühzeitig! Penicillin, Sulfonamide.

Epidemiologie und Prophylaxe

Meningokokken können explosive Meningitisepidemien verursachen. In den dazwischenliegenden Perioden werden jedoch nur sporadisch Erkrankungen beobachtet. Die Übertragung erfolgt durch Tröpfcheninfektion. Da es eine große Zahl gesunder Bakterienträger gibt, kann diese Übertragungsmöglichkeit nicht ausgeschaltet werden. In Epidemiezeiten hat sich die prophylaktische Gabe von Sulfonamiden bewährt.

Neisseria gonorrhoeae (Gonokokken)

Klinik

Gonokokken verursachen eitrige Entzündungen von Schleimhäuten. Nach einer Inkubationszeit von drei bis vier Tagen kommt es zur eitrigen Harnröhrenentzündung (Urethritis). Weiters werden beim Mann die Prostata und die Nebenhoden, bei der Frau der Uterus, die Tuben und eventuell die Bauchhöhle (Peritonitis) befallen. Verklebungen führen zu Sterilität. Gonokokken können auch in die Blutbahn einbrechen und auf diesem Wege eine Arthritis, Osteomyelitis, Meningitis oder Endocarditis verursachen. Während des Geburtsvorganges kommt es zur gefürchteten Infektion der Augenbindehaut (Gonoblennorrhoe) des Neugeborenen mit nachfolgender eitriger Hornhauteinschmelzung (Erblindung).

Diagnose

1. Mikroskopische Untersuchung von Abstrichen (eventuell nach Provokation).
2. Kulturell.
3. Komplementbindungsreaktion bei chronischer Gonokokkenerkrankung.

Therapie

Penicillin frühzeitig in hohen Dosen; es gibt auch penicillinresistente Gonokokken.

Epidemiologie und Prophylaxe

Diese weltweit verbreitete Geschlechtskrankheit wird fast nur durch direkten Kontakt übertragen. Infektionen durch Badeschwämme usw. sind die Ausnahme.
Da Gonokokken Jahre hindurch infektionstüchtig in den Geschlechtsorganen überleben können, ohne daß der Träger klinische Symptome zeigt, ist die Erfassung aller Überträger sehr schwierig. Geschlechtskrankheiten sind nicht nur ein medizinisches, sondern vor allem ein soziales Problem.
Die Credésche Prophylaxe wurde zur Verhinderung der Gonoblennorrhoe der Neugeborenen mit gutem Erfolg eingeführt. Sofort nach der Geburt muß bei jedem Kind eine einprozentige Silbernitrat- oder Silberacetatlösung in den Conjunctivalsack eingetropft werden.

Corynebacteriaceae

Corynebacterium diphtheriae (Diphtherie-Erreger)

Die Erreger sind grampositive, unbewegliche, oft an den Enden kolbig aufgetriebene (Polkörperchen) Stäbchen ohne Sporenbildung und ohne Kapsel. Die Kultivierung erfolgt auf Spezialnährböden. Deshalb ist der klinische Verdacht einer Diphtherie auf dem Anweisungszettel zur bakteriologischen Untersuchung zu vermerken.

Apathogene Corynebakterien zeigen meist eine parallele Lagerung. C. diphtheriae hingegen ist in typischer Art (V-, Y-, fingerförmig) angeordnet.

Je nach der Wachstumsform sind drei verschiedene Typen (T. gravis, T. mitis, T. intermedius) zu unterscheiden. Die Ektotoxinbildung ist die Ursache der Pathogenität von C. diphtheriae. Obwohl dieses Ektotoxin im Experiment Versuchstiere tötet, ist C. diphtheriae nur menschenpathogen, da sich die Keime nur in der Schleimhaut oder in Wunden von Menschen ansiedeln. Diphtherie-Erreger bilden außerdem Fermente, die jedoch für die Pathogenität ohne Bedeutung sind.

Klinik

C. diphtheriae vermehrt sich auf Schleimhäuten oder in Wunden. Dadurch kommt es zur Ausbildung grauer, schmieriger, wegwischbarer Beläge (kruppöse Entzündung). Diese Pseudomembranen, bestehend aus fibrinösem Exsudat, liegen auf einer entzündlich geröteten Schleimhaut. Entfernt man sie, so blutet es aus kleinen Gefäßen. Hauptlokalisationen sind die Gaumenmandeln, der Schlund, Kehlkopf und Bronchien oder die Nase. (In seltenen Fällen nimmt eine Diphtherie ihren Ausgang vom Mittelohr, vom Gehörgang, vom Nabel Neugeborener, von der Vagina kleiner Mädchen oder von Wunden.) In diesen Belägen vermehren sich die Keime lokal und produzieren Ektotoxin.
Nur das Ektotoxin gelangt in den Kreislauf (Toxinämie).
Das klinische Bild ist durch eine Intoxikation durch das Ektotoxin gekennzeichnet. Die Pseudomembranen können oft plötzlich die Atemwege verlegen und so zum Erstickungstod führen. Die Rachendiphtherie beginnt nach einer Inkubationszeit von zwei bis fünf Tagen mit allgemeinem Krankheitsgefühl, Kopfschmerzen, Abgeschlagenheit, Glieder-, Bauchschmerzen und Angina (Prodromalstadium). Die Halsschmerzen müssen nicht im Vordergrund stehen! Bald entstehen weißliche Beläge auf stark geröteter, geschwollener Schleimhaut mit Beteiligung der regionären Lymphknoten und starkem Fieber. Für die Differentialdiagnose ist ein süßlicher Mundgeruch typisch. Der Höhepunkt der Erkrankung ist um den vierten Tag. Unter raschem Temperaturabfall kommt es ca. um den achten Tag zur Reinigung der Tonsillen und zum Rückgang der Drüsenschwellungen. Dies ist ein leichter Verlauf einer Rachendiphtherie, jedoch gibt es auch eine Reihe von schweren Verlaufsformen:

Geschwürbildung auf den Tonsillen mit schwerer Allgemeinstörungen und Kreislaufversagen.
Ausbreitung der Beläge in aufsteigender oder absteigender Richtung mit Verlegung der Atemwege (beginnt mit Heiserkeit und bellendem Husten).
Maligne Diphtherie mit vorwiegend toxischen Symptomen (eventuell ohne Ausbildung von Belägen; starke Ödeme — „Cäsarenhals").
Durch toxische Fernwirkungen treten als Komplikationen Herzmuskel-, Nieren- und Nervenschäden (führen zu Muskellähmungen) auf.

Die Empfänglichkeit für das Diphtherietoxin wird durch den Schick-Test geprüft. Die intracutane Injektion von Diphtherietoxin führt bei nicht immunen Personen (haben kein Antitoxin im Serum) nach 48 bis 72 Stunden zu lokaler Rötung und Schwellung der Haut (positiver Schick-Test).

Diagnose

1. Unbedingt nach klinischem Bild, da sofort Therapie einsetzen muß.
2. Mikroskopische Abstrichpräparate von Belägen.
3. Kulturell.
4. Eventuell Toxinnachweis.

Therapie

1. Antitoxinhältiges Heilserum, so früh wie möglich, bevor Diphtherietoxin in Zellen von Herz, Niere oder Nerven fixiert ist.
2. Gleichzeitige Antibiotikagabe (Penicillin, Tetracyclin usw.).
3. Behandlung von Komplikationen, wie Kreislaufversagen, Herzmuskelschäden, mechanische Verlegung der Atemwege usw.
4. Zwei bis drei Wochen Bettruhe.

Epidemiologie und Prophylaxe

Der Mensch ist der einzige natürliche Wirt von C. diphtheriae. Die Übertragung erfolgt durch Tröpfcheninfektion. Jedoch ist auch eine indirekte Übertragung über Spielzeug, Staub oder Milch möglich. Für die Verbreitung sind sowohl Ausscheider als auch Bakterienträger von Bedeutung. Diese Kinderkrankheit zeigt eine saisonale Häufung in den Wintermonaten. Zusätzlich sind periodische Schwankungen hinsichtlich der Häufigkeit und Schwere des Krankheitsbildes zu beobachten. Um die Weiterverbreitung zu verhindern, ist die Isolierung von Kranken (Meldepflicht bei Erkrankung) und die Überwachung nach klinischer Heilung (drei negative bakteriologische Befunde) wichtig. Um indirekte Übertragungswege zu unterbinden, müssen nach Gesundung die Gegenstände, mit denen das Kind Kontakt hatte, desinfiziert werden (Spielzeug!). Der wirkungsvollste Schutz vor einer Erkrankung an Diphtherie ist die aktive Immunisierung mit Toxoidimpfstoff.

Listeria monocytogenes

Listeria monocytogenes, ein grampositives schlankes kokkoides bis fadenförmiges Stäbchen mit Geißeln ist der Erreger der Listeriose. Dieser Keim ist relativ anspruchslos und sehr widerstandsfähig gegen Galle, hohe Kochsalzkonzentrationen, hohe und tiefe Temperaturen und überlebt sehr lange in feuchter Erde.
Die Listeriose ist weltweit vor allem bei verschiedenen Tieren (Haus- und Wildtiere) und nur vereinzelt beim Menschen nachweisbar.

Klinik

Nach einer Inkubationszeit von einer bis vier Wochen können verschiedene klinische Bilder, wie Meningitis, Encephalitis, Hirnabszeß, eine Allgemeinerkrankung (septisch-typhöse Form) oder lokalisierte Formen (okulo-glanduläre Form, anginöse Form, Pneumonie, Enteritis usw.) auftreten.
Weiterhin kann es bei Infektionen des Kindes im Mutterleib (vorausgehende Infektion der Mutter nötig) zur septischen Granulomatose mit Fruchttod, Abortus oder Frühgeburt kommen. Die Schwangere muß nicht erkranken oder zeigt nur geringe fieberhafte Erscheinungen bzw. eine Cystopyelitis.

Diagnose

1. Bakteriologisch: Erregerisolierung aus verschiedenen Materialien je nach Organbefall. Bei einer Totgeburt ist die Keimisolierung aus dem Mekonium erfolgversprechend.
2. Serologisch: Widalsche Reaktion.

Therapie

Möglichst frühzeitig und in hohen Dosen Tetracycline, Chloramphenicol oder Erythromycin.

Epidemiologie

Die Tiere werden meist durch Futter oder Wasser infiziert. Die Infektion des Menschen erfolgt meist durch engen Kontakt mit Tieren, über Nahrungsmittel oder über den Weg einer Schmutz- oder Schmierinfektion. Während einer Schwangerschaft ist der Mensch selbst (die Schwangere) die Infektionsquelle für den Fötus.

Erysipelothrix insidiosa

Erysipelothrix insidiosa, der Erreger des Schweinerotlaufes und des Erysipeloids, ist ein grampositives, unbegeißeltes Stäbchen.

Klinik

Nach einer Inkubationszeit von einem bis fünf Tagen kommt es an der Eintrittspforte (meist Hände) zu einer juckenden, scharf begrenzten, roten Schwellung mit Beteiligung der regionären Lymphknoten, jedoch ohne Allgemeinerscheinungen, welche insbesondere unter Penicillin-Therapie rasch abheilt.

Epidemiologie

Der Rotlauf des Schweines wird nur selten bei anderen Tieren, wie Rind, Pferd oder Hund, beobachtet. Erkrankungen des Menschen werden nach direktem Kontakt, insbesondere bei Bauern, Fleischhauern und Tierärzten beobachtet.

Brucellaceae

Haemophilus influenzae (Pfeifferscher Bacillus)

H. influenzae ist nicht — wie früher angenommen wurde — der Erreger der Grippe; hingegen ist er einer der häufigsten Meningitiserreger bei Kindern unter zwei Jahren. Gleichzeitig mit oder im Gefolge nach einer Virusinfektion des Respirationstraktes kann er eine Pneumonie hervorrufen. Die Keime kommen auch bei Gesunden im Nasen-Rachen-Raum vor. Die Übertragung erfolgt durch Tröpfcheninfektion von Mensch zu Mensch.

Pasteurella

Zu den Pasteurellen sind eine Anzahl von Erregern wichtiger Infektionskrankheiten zu zählen. In allen Fällen handelt es sich um gramnegative, nicht sporenbildende, kleine, ovale oder längliche Stäbchen.

Pasteurella tularensis (Francisella tularensis, Tularämieerreger)

Pasteurella tularensis ist ein anspruchsvoller Keim, für dessen Züchtung Spezialnährböden notwendig sind.

Klinik

Die Tularämie (Hasenpest) kann verschiedene klinische Bilder zeigen. Eintrittspforten können Haut (kleinste Hautverletzungen), Conjunktiva, Verdauungstrakt oder Lunge sein.
Nach einer Inkubationszeit von ca. drei Tagen beginnt die Erkrankung meist akut mit hohem Fieber, Schüttelfrost, starken Kopfschmerzen und Gliederschmerzen. Dieses Stadium dauert unterschiedlich lange (einen Tag bis drei Wochen) und kann auch in mehreren derartigen Schüben verlaufen. Das weitere klinische Bild richtet sich je nach Befall der Organe.

1. Äußere Tularämieformen

a) Kutano-glanduläre Form:

An der Eintrittstelle auf der Haut (meist Hände) entsteht ein kleines, später ulcerierendes schmerzloses Knötchen (= Primäraffekt). Dieser Primäraffekt fehlt oft oder ist so unauffällig, daß er erst durch Untersuchung des Einzugsgebietes eines vergrößerten Lymphknotens entdeckt wird. (Primäraffekt und zugehörige Lymphknotenschwellung bezeichnet man als „Primärkomplex").

b) Okulo-glanduläre Form:

Bei dieser meist einseitig auftretenden heftigen Rötung und ödematösen Schwellung der Konjunktiva mit starker regionärer Lymphknotenschwellung ist die Augenbindehaut der Eintrittsort der Erreger.

Dieses Bild wird nach dem ersten Beschreiber als Parinaudsche Conjunctivitis bezeichnet.

c) Oral-glanduläre Form:

Tritt der Primäraffekt in der Mundhöhle auf (Gaumen, Mandeln, Zunge usw.), so findet man starke Lymphknotenschwellungen am Hals.

2. Innere Tularämieformen

a) Thorakale Form:

Infolge Einatmung von bakterienhaltigem Staub tritt der Primärherd in der Lunge auf. Röntgenologisch ähnelt diese Erkrankung einer Tbc oder einem Bronchus-Ca. Die differentialdiagnostische Abgrenzung ist durch die Agglutinationsreaktion möglich.

b) Abdominale Form:

Führt zu tumorartiger Infiltration der Darmwand mit Mesenterialdrüsenschwellung.

Außer diesen Primärkomplexen können durch Streuung generalisierte Formen mit Befall aller Organe auftreten.

Diagnose

Da die klinischen Bilder sehr mannigfaltig sein können (vor allem innere Tularämie), wird selten speziell bei Einzelerkrankungen an diese Möglichkeit gedacht. Falls in der Anamnese ein Kontakt mit Nagetieren aufscheint, sollte an Tularämie gedacht werden. Die Diagnose wird meist serologisch, selten durch Erregerisolierung gestellt.

Therapie

Streptomycin, Aureomycin, Tetracycline und Kanamycin.

Epidemiologie und Prophylaxe

Die Tularämie ist eine typische Zoonose. Die Erkrankung wurde zum erstenmal in dem kalifornischen Bezirk Tulare (daher der Name) beobachtet. Diese unter wild lebenden Nagetieren, wie Mäusen, Kaninchen, Hasen und Erdhörnchen, in bestimmten Intervallen auftretende Tierseuche zeigt eine saisonale Häufung im Herbst und Winter. Ursprünglich war ihr Vorkommen auf Trockengebiete begrenzt. Jedoch verbreitete sie sich nach Westen bis Frankreich.

Die Tularämie ist in den meisten Ländern Europas, in Amerika und zum Teil in Asien verbreitet.

Die Übertragung auf den Menschen geschieht durch Kontakt mit kranken Tieren, durch Schmutzwasser und Insekten. Kontaminierte Nahrungsmittel lösen eine abdominale Tularämie aus. Einatmen von Staub (z. B. Dreschen) oder von versprühtem Waschwasser bei der Reinigung von Zuckerrüben erzeugt eine thorakale Tularämie. In Österreich (vorwiegend im Marchfeld) werden jährlich 200 bis 700 Tularämieerkrankungen diagnostiziert. Während Nagetiere meist die Infektion nicht überleben, kommt es beim Menschen selten zum tödlichen Ausgang. Aus diesem Grund geht der menschlichen Erkrankung bei Epidemien immer ein Nagetiersterben voraus. Prophylaktisch ist daher vom Berühren kranker oder toter Nagetiere abzuraten. Expositionsprophylaxe in bestimmten Betrieben (z. B. Zuckerfabriken).

Pasteurella pestis (Yersinia pestis, Pesterreger)

P. pestis ist ein nicht sporenbildendes, unbewegliches, gramnegatives, bekapseltes Stäbchen. In der Methylenblaufärbung zeigen die Pesterreger eine typische „Polfärbung", d. h. die Enden der Bakterien färben sich stärker an.

Klinik

Je nach dem Eintrittsort des Erregers unterscheidet man eine primäre Beulenpest von einer Lungenpest. Jede dieser Formen kann in eine Septikämie übergehen.

Primäre Beulenpest

Die Übertragung erfolgt durch Flöhe (Erbrechen, Kot). An der Eintrittstelle entsteht nach einer Inkubationszeit von drei bis sechs Tagen in seltenen Fällen ein kleines Bläschen, welches sich später zur Initialpustel und zum Pestkarbunkel umwandelt. Meist beginnt die klinische Symptomatik nicht mit diesen lokalen Erscheinungen (zum Unterschied von der Tularämie), sondern plötzlich mit hohem Fieber (40°C), Schüttelfrost, schwerem Krankheitsgefühl, ängstlicher Unruhe, Kopf- und Gliederschmerzen. Infolge der Intoxikation können Herzmuskel- oder Kreislaufversagen im Vordergrund des klinischen Bildes stehen. Durch die in die Lymphbahnen gelangten Pesterreger kommt es jedoch regelmäßig zu regionären Lymphknotenschwellungen. Diese sehr großen, schmerzhaften Lymphknotenpakete (Primärbubonen) können eine weitere Ausbreitung der Erreger verhindern. So kann die Erkrankung nach Einschmelzung der Primärbubonen und Durchbruch durch die Haut bei gleichzeitigem lytischem Fieberabfall beendet sein. Passieren die Pesterreger jedoch diese Abwehrschranke, entsteht eine Pestseptikämie mit Organ-Metastasen vorwiegend in der Lunge (= sekundäre Lungenpest) und in von der Eintrittsstelle weit entfernten Lymphknoten (= Sekundärbubonen).

Primäre Lungenpest

Durch Tröpfcheninfektion kommt es zur Entstehung einer primären Lungenpest. Nach einer oft nur Stunden dauernden Inkubationszeit tritt unter steilem Fieberanstieg schmerzhafter Husten mit blutigem Auswurf und Atemnot auf. Die Lungenpest hat eine hohe Letalität. Die Patienten sterben, bevor Lymphknotenschwellungen entstehen. Bei der Sektion sieht man eine charakteristische hämorrhagische Pneumonie.

Diagnose

In Pestgebieten wird man bei hohem Fieber und schmerzhaften Lymphknotenschwellungen, also schon durch das klinische Bild, zur Diagnose Pest gelangen. Schwieriger ist dies in pestfreien Gebieten. Hier muß man diese Diagnose durch Erregernachweis aus Eiter, Punktat, Sputum, Blut bzw. Sektionsmaterial untermauern. Außer der kulturellen Differenzierung kommt auch der Nachweis im Tierversuch in Frage.

Therapie

Frühzeitige Gabe von Streptomycin, Tetracyclin oder Chloramphenicol. Penicillin ist unwirksam. (Eventuell antitoxisches Hyperimmunserum).

Epidemiologie

Normalerweise ist die Pest eine Zoonose; nur eine Form, die Lungenpest, kann mittels Tröpfcheninfektion von Mensch zu Mensch übertragen werden. Das natürliche Reservoir stellen Nagetiere, wie Ratten, Mäuse, Erdhörnchen (in Kalifornien) und Murmeltiere (in der Mandschurei), dar. Die Übertragung sowohl von Tier zu Tier als auch vom Tier zum Menschen geschieht durch Flöhe. Ebenso verbreitet der Menschenfloh von einem Pestkranken — besonders in der Phase der Septikämie — die Erreger auf weitere Menschen. Dadurch kommt es — bei reichlichem Vorkommen von Menschenflöhen — zu epidemischer Häufung von Pesterkrankungen, ohne daß Nagetiere infiziert sind.

Pasteurella pestis gelangt bei der Blutmahlzeit des Flohs durch Erbrechen seines keimhaltigen Mageninhaltes in den Stichkanal. Jedoch besteht auch die Möglichkeit einer Infektion durch Einatmen oder Einreiben unter die Haut von infizierten Kotteilchen des Flohes. In Europa wurden die letzten Pesterkrankungen 1945 beobachtet. Heute ist das Vorkommen der Pest auf Teile des Iran, Vietnams, Indiens, Burmas, Zentralafrikas, Madagaskars und Südamerikas beschränkt.

Prophylaxe

Isolierung Verdächtiger und Kranker. Kontaktpersonen müssen sechs Tage (Dauer der Inkubationszeit) in Quarantäne verbleiben. Ratten und Flöhe ausrotten. Impfung mit Tot- oder Lebendimpfstoff; Chemoprophylaxe.

Pasteurella pseudotuberculosis (Yersinia pseudotuberculosis)

Pasteurella pseudotuberculosis ist ein gramnegatives begeißeltes Stäbchen ohne Kapsel. Die serologische Einteilung in fünf Typen basiert auf verschiedenen O-Antigenen. Daneben unterscheidet man drei H-Antigene. Der Erreger der Pseudotuberkulose ist sehr widerstandsfähig gegenüber thermischen und chemischen Einflüssen.

Klinik

Beim Menschen werden zwei verschiedene Krankheitsbilder, eine seltene, meist tödlich endende Allgemeinerkrankung, die septisch-typhöse Form, und eine gutartige enterale Form beobachtet. Die enterale Form verläuft unter dem Bild einer Enteritis oder akuten bis subakuten Appendicitis.

Diagnose

Die Diagnose wird meist während der Operation (Appendektomie) auf Grund der starken Lymphknotenschwellungen gestellt. Die Erreger sind kulturell aus Lymphknotenmaterial oder aus dem Blut nachweisbar. Agglutinierende Antikörper können in einer Widalschen Reaktion nachgewiesen werden.

Therapie

Tetracycline.

Epidemiologie

Die Erreger können bei frei lebenden Tieren, Nagetieren, Haustieren und Vögeln nachgewiesen werden. Der Mensch wird wahrscheinlich durch direkten Kontakt, über Nahrungsmittel oder Wasser infiziert.

Pasteurella multocida

Pasteurella multocida kann bei verschiedenen Tierarten hämorrhagische septikämische Krankheitsbilder verursachen. Beim Menschen kommt es nur selten (insbesondere bei Resistenzminderung) zu langdauernden lokalen Eiterungen, eventuell Meningitiden, Enteritiden oder Pneumonien.

Bordetella pertussis (Keuchhustenerreger)

Der Erreger des Keuchhustens, Bordetella pertussis, ist ein gramnegatives, kleines, ovales, nicht sporenbildendes, unbewegliches, aber kapselbildendes Stäbchen. Wachstum nur auf Spezialnährböden. Der in eine Petrischale gegossene Nährboden wird zweckmäßig während eines Hustenanfalls im Abstand von 10 bis 15 cm vor den Mund gehalten (Hustenplatte).

Klinik

Die Ursachen des typischen Bildes von Keuchhusten sind noch nicht ganz geklärt.
Nach einer Inkubationszeit von einer bis zwei Wochen beginnt der Keuchhusten mit dem Stadium katarrhale (Dauer: eine bis

zwei Wochen): Das Stadium katarrhale bietet ein uncharakteristisches Bild mit leichtem Husten, Rötung des Rachens und eventuell geringer Temperaturerhöhung. Später fällt auf, daß auch nachts Husten auftritt.

Stadium convulsivum (Dauer ohne Therapie: drei bis fünf Wochen): Dieses beginnt mit den ersten Hustenattacken, die sich zu typischen Anfällen steigern: nach einigen Hustenstößen beginnt der aus einzelnen schnellen Hustenstößen bestehende Anfall. Diese folgen derart schnell hintereinander, daß eine Einatmung (Inspiration) zwischendurch unmöglich ist. Dadurch verfärbt sich die Haut blau (Cyanose), das Gesicht schwillt an, und die Augenbindehaut ist gerötet. Endlich kommt es nach einer kleinen Pause zu einer lärmenden Inspiration. Diesem Anfall können weitere folgen, bis unter Würgen oder Erbrechen zäher, glasiger Schleim produziert wird. Vor solch einem Anfall werden die Kinder ängstlich und suchen Schutz. Nach dem Anfall erholt sich das Kind meist rasch. Jedoch ist auch dann die Erkrankung an dem geschwollenen Gesicht, Hautblutungen und der geröteten Augenbindehaut erkennbar. Da die Patienten während eines Anfalles die Zunge oft weit hervorstrecken, findet man häufig auf der Zungenunterseite am Zungenbändchen — infolge Reibens der Zähne gegen dieses — kleine Geschwüre.

Stadium decrementi: Die Abnahme der Zahl und Heftigkeit der Anfälle führt zu Gesundung mit lebenslanger Immunität.

Keuchhusten ist wegen seiner schweren Verlaufsformen bzw. Komplikationsmöglichkeiten eine gefürchtete Kinderkrankheit. Bei Säuglingen oder gar Frühgeborenen findet man die höchste Letalität infolge akuten Atemstillstandes. Diese Patienten bringen meist nicht die Kraft für einen typischen Hustenanfall auf. Dadurch wird die Diagnose erschwert. Neugeborene und Säuglinge sind zum Unterschied von manchen anderen Krankheiten gegen Keuchhusten nicht immun.
Komplizierend kann durch andere Keime eine Pneumonie ausgelöst werden oder eine latente Infektion (z. B. Tbc) zum Ausbruch kommen. Weiters sind oft Bronchiektasien die Folge einer Keuchhustenpneumonie. Encephalopathien, die zu dauernden Schäden, wie Nervenlähmungen, Erblindung, Ertaubung, Krämpfen und Intelligenzstörungen, führen, treten gelegentlich auf.

Diagnose

Der bakterielle Nachweis (Hustenplatte) ist meist nur im Stadium katarrhale erfolgreich. Jedoch wird dieses uncharakteristische, hochinfektiöse Stadium leider selten erkannt. Versagen übliche Hustenmittel oder kommen auch in der Nacht Hustenstöße vor, muß man an Keuchhusten denken.

Therapie

Da das Krankheitsbild durch ein Bakteriengift verursacht wird, kommt man meist mit einer Antibiotikatherapie, die nutzlos gegen dieses Bakteriengift ist, zu spät. Antibiotika sind aber für die Verhinderung bzw. Beeinflussung von Sekundärinfektionen von großer Bedeutung. Die gleichzeitige Gabe von Hyperimmunglobulin ist nicht nur therapeutisch, sondern auch prophylaktisch angezeigt. Die prophylaktische (während der Inkubationszeit) oder gar therapeutische Impfung mit Pertussis-Impfstoff ist wegen der Gefahr von neuralen Komplikationen kontraindiziert.

Epidemiologie und Prophylaxe

Nur der Mensch ist für diese weltweit verbreitete Kinderkrankheit empfänglich. Die Sterblichkeit an Keuchhusten konnte durch Impfung und Einführung von Antibiotika in die Therapie stark gesenkt werden. Eine Expositionsprophylaxe ist besonders bei Säuglingen (hohe Letalität) wichtig. Ansonsten ist eine möglichst früh begonnene aktive Immunisierung mit Pertussis-Impfstoff (siehe Seite 168) für die Eindämmung dieser Krankheit von Bedeutung. Während der Inkubationszeit darf prophylaktisch nur Hyperimmunglobulin gegeben werden (nicht impfen!). Nach Überstehen der Erkrankung bleibt eine lebenslange Immunität zurück. Kommt es dennoch nach überstandenem Keuchhusten nochmals zu einem ähnlichen Krankheitsbild — allerdings mit leichterem Verlauf —, so ist dies durch einen ähnlichen, der selben Keimgattung angehörigen Erreger, nämlich Bordetella parapertussis, bedingt.

Brucellen

Die Gattung Brucella wird in drei verschiedene Arten unterteilt: Brucella abortus, Brucella melitensis, Brucella suis.
Brucellen verursachen teils septische, teils chronisch verlaufende Krankheiten (Brucellosen), die sowohl biologisch als auch epidemiologisch nahe verwandt sind.
Entsprechend den Erregern unterscheidet man drei verschiedene Krankheitstypen:

Bangsche Erkrankung (Febris undulans abortus),
Malta-Fieber (Febris undulans melitensis) und
Febris undulans suis.

Brucellen sind sehr kleine, gramnegative, unbewegliche, nicht sporenbildende Stäbchen. Zur Kultivierung sind besondere Nährböden notwendig.

Pathogenese

Bei einer menschlichen Brucellose unterscheidet man prinzipiell drei verschiedene Phasen:

1. Eindringen und Vermehrung:

An der Eintrittspforte (verletzte Haut, Darm, Respirationstrakt) entsteht eine leichte Entzündung mit Schwellung der regionären Lymphknoten.

2. Vorübergehende Bakteriämie:

Dieses Stadium der Generalisierung zeigt klinisch ein akutes bis subakutes Bild, das Monate bis Jahre anhält. Während dieser Zeit sind ein oder mehrere Organe befallen.

3. Dauernde Organmanifestation:

Dauernde Etablierung der Brucellen in einem Organ. Nur ist ein Gleichgewicht zwischen Mikro- und Makroorganismus hergestellt, so daß klinisch geringe oder nur uncharakteristische Symptome (chronische Brucellose) erkennbar sind.

Klinik

Nach einer Inkubationszeit von einigen Tagen bis Monaten findet man zu Beginn uncharakteristische Krankheitserscheinungen, wie Müdigkeit, Kopfschmerzen, Darmbeschwerden, Glieder- und Muskelschmerzen und eventuell eine meist geringe Temperaturerhöhung. Bei einer Infektion mit B. melitensis sind diese Symptome meist stärker.
Eine Brucellose kann weiterhin ausheilen oder in das Stadium der Generalisation (akute oder subakute Phase) übergehen. In dieser Phase (Bakteriämie) verstärken sich die Anfangsymptome. Daneben treten typische Hauptsymptome auf: undulierendes Fieber (während morgens die Temperatur oft normale Werte zeigt, steigt sie abends bis zu 40° C und mehr an). Dieser Rhythmus wird drei bis vier Wochen beibehalten. Nach einer Pause (normale Temperaturen) von ca. drei Wochen beginnt ein weiterer solcher Fieberzyklus (jedoch meist kürzer und mit niedrigeren Temperaturen). Neben diesem charakteristischen Fieber treten aber auch verschiedene Fiebertypen auf. Schweißausbrüche: besonders auch in der Nacht (ähnlich wie bei Tbc). Daneben findet man Gelenks- und Muskelschmerzen, Benommenheitszustände sowie Kreislaufveränderungen. Bei B.-melitensis-Infektionen treten all diese Symptome stärker auf.
Auch in diesem Stadium kann die Brucellose ausheilen oder in das Stadium der Organmanifestation (chronische Phase) übergehen. Prinzipiell kann jedes Organ isoliert befallen werden, jedoch sind manche Organe vorzugsweise erkrankt. Milzvergrößerung, Lebervergrößerung (häufig Übergang in Fibrose oder Zirrhose). Schwellungen der oberflächlichen oder tiefen Lymphknoten. Hodenentzündungen mit Tendenz zur Fistelbildung. Im Respirationstrakt können ulzeröse Entzündungen des Kehlkopfes, Pneumonien, schwere Bronchitiden, Lungenabszesse, Pleuritis, Pleuraempyem usw. entstehen. Am Bewegungsapparat können

Muskel-, Gelenks-, Nerven-, Sehnenscheiden- und Knochenentzündungen eine Brucellose als Ursache haben. Die Kreislauforgane können in Form einer Myokarditis oder Endokarditis sowie durch eine Entzündung in und um Venen in Mitleidenschaft gezogen sein. Mannigfache Hautveränderungen können als Zeichen einer Organmanifestation in der Haut beobachtet werden.

Wie aus dieser Aufzählung ersichtlich, kann eine Brucellose Ursache fast aller klinischen Symptome sein.

Diagnose

Da eine Brucellose mannigfaltige Bilder hervorruft, ist ihre sichere Diagnose nur durch Erreger- oder Antikörpernachweis möglich. Vorbedingung ist jedoch ein Daran-Denken. Die kulturelle Erregerisolierung ist aus dem Blut, Sternalpunktat, Duodenalsaft usw. möglich (Harn nur bei B.-melitensis-Infektion positiv). Antikörper im Serum sind durch eine Widalsche Reaktion nachweisbar. Oft ist es nötig, den Nachweis von inkompletten Antikörpern zu führen.

Therapie

Tetracycline, Streptomycine, Sulfonamide.

Epidemiologie

Diese weltweit verbreitete Zoonose wird durch direkten Kontakt mit infizierten Tieren, wie Rind, Schaf, Ziege, Schwein, aber auch Pferd, Hund, Katze, Geflügel und Wild, übertragen. Brucella abortus tritt vorwiegend als Erreger der Rinderbrucellose, Brucella melitensis als Erreger der Schaf- und Ziegenbrucellose und Brucella suis als Erreger der Schweinebrucellose auf. Die einzelnen Typen sind nicht an den ursprünglichen Wirt gebunden. Weiters kann der Mensch indirekt durch den Genuß von bzw. Kontakt mit Milch und Milchprodukten, Fleisch, Harn, Kot, Sputum, Galle und Fruchtwasser infizierter Tiere erkranken. Nur bei einer menschlichen Infektion mit B. melitensis (Brucellen auch im Harn) ist die Ausbreitung von Mensch zu Mensch möglich. Die Eintrittspforten sind der Verdauungstrakt (infizierte Milchprodukte oder Fleisch) und Hautverletzungen (bei Tierärzten, Schlächtern, Bauern usw.). Erkrankung und Sterbefall sind in Österreich meldepflichtig.

Prophylaxe

An erster Stelle muß hier die Tilgung der Brucellose der Tierbestände erwähnt werden. Da Schutzimpfungen sich nicht bewährten, ist man gezwungen, erkrankte Tiere zu töten. Durch tierärztliche Kontrolle von Vieh- und Fleischimporten verhindert man eine Einschleppung. Brucellen in Milch oder Milchprodukten werden durch Pasteurisieren abgetötet. Personen in besonders exponierten Berufen (Tierärzte, Arbeiter in Schlachthöfen oder bei der Milcherzeugung usw.) ist eine Expositionsprophylaxe anzuraten.

Enterobacteriaceae

Familie der Enterobakterien

In der Familie der Enterobakterien werden eine Reihe von gramnegativen, mittelgroßen, nicht sporenbildenden, aerob wachsenden Stäbchen, die vorwiegend im Verdauungstrakt gesunder und kranker Menschen und Tiere vorkommen, zusammengefaßt. Allen ist gemeinsam, daß sie Nitrate zu Nitriten reduzieren und auf üblichen Nährböden gut wachsen. Diese Familie wird durch biochemische und serologische Methoden bzw. mit Hilfe der Lysotypie unterteilt in Triben, Genera, Spezies, Sero- und Lysotypen.

Tabelle 2: Familie der Enterobacteriaceae

Tribus	Genus
Eschericheae	1. Escherichia 2. Shigella 3. Salmonella 4. Citrobacter
Klebsielleae	1. Klebsiella 2. Enterobacter 3. Hafnia 4. Serratia
Proteae	1. Proteus 2. Morganella 3. Rettgerella 4. Providencia

Alle Enterobakterien besitzen ein im Bakterienleib lokalisiertes spezifisches Körperantigen (O-Antigen), mit dessen Hilfe sie voneinander serologisch unterscheidbar sind. Es ist daher für die Diagnostik (Widalsche Reaktion) von großer Bedeutung und spielt auch bei der Entwicklung der Immunität eine Rolle. Teile des sehr komplex gebauten Körperantigens sind auch für die Giftigkeit (Endotoxin) verantwortlich. Wie auf Seite 18 beschrieben, sind Endotoxine vorwiegend bei gramnegativen Bakterien und vor allem bei den Enterobakterien zu finden. Bei der Entstehung von Krankheitserscheinungen (z. B. Salmonellosen) spielen sie eine sehr wichtige Rolle. Begeißelte Enterobakterien besitzen darüber hinaus auch ein Geißelantigen (H-Antigen). Auch dieses ist für die Diagnostik (Widalsche Reaktion) von Bedeutung. Manche Enterobakterien besitzen auch Kapselantigene (K-Antigene).

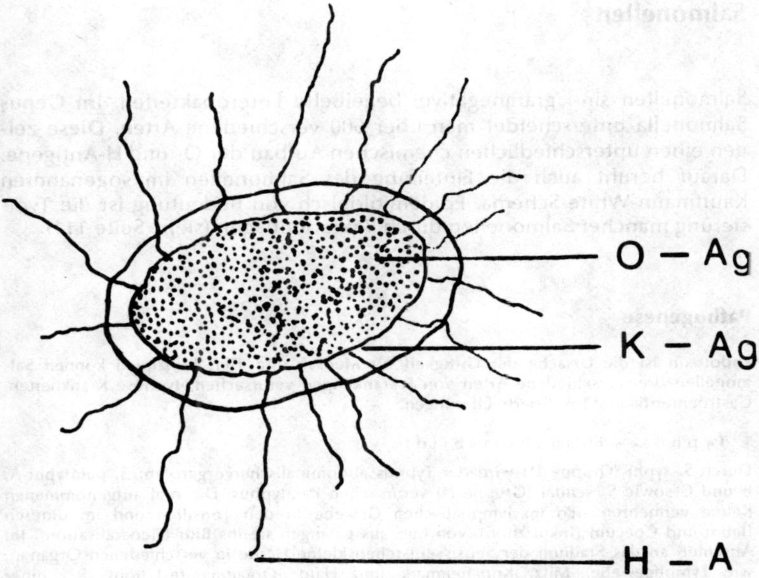

Abb. 12: Antigene der Enterobakterien; Erklärungen siehe Text

Erkrankungen durch Enterobakterien führen je nach der Art des Erregers und der Infektion zu v e r s c h i e d e n e n k l i n i s c h e n B i l d e r n :

1. Gruppe: Erkrankungen, die sich als D a r m i n f e k t i o n (und einzelne mit Sepsis) manifestieren und als deren Erreger Salmonella typhi, Salmonella paratyphi A, B, C und Shigellen sow e bei Säuglingen gewisse Serotypen von Escherichia coli in Frage kommen. Die Infektion erfolgt über kontaminierte Nahrungsmittel, Trinkwasser, fäkal verunreinigte Hände oder ähnliches. Die Erreger werden über Stuhl und eventuell Harn ausgeschieden.

2. Gruppe: Als Erreger von Erkrankungen, die sich als D a r m i n f e k t i o n e n o h n e S e p s i s zeigen, sind vorwiegend tierpathogene Salmonellen isolierbar. Auch hier erfolgt die Infektion über den Mund durch infizierte Nahrungsmittel (z. B. Fleisch, Milch, Eier).

3. Gruppe: A l l e E n t e r o b a k t e r i e n können a u ß e r h a l b d e s D a r m e s im Menschen e i t r i g e E r k r a n k u n g e n , wie z. B. Erkrankungen der oberen Luftwege, des Urogenitaltraktes, der Hirnhäute, des Brustfelles, des Bauchfelles, oder Wundinfektionen verursachen.

Salmonellen

Salmonellen sind gramnegative, begeißelte Enterobakterien. Im Genus Salmonella unterscheidet man über 600 verschiedene Arten. Diese zeigen einen unterschiedlichen chemischen Aufbau der O- und H-Antigene. Darauf beruht auch die Einteilung der Salmonellen im sogenannten Kauffmann-White-Schema. Epidemiologisch von Bedeutung ist die Typisierung mancher Salmonellen durch Bakteriophagen (siehe Seite 111).

Pathogenese

Endotoxin ist die Ursache der Giftigkeit für Mensch und Tier. Prinzipiell können Salmonellen drei verschiedene Arten von Erkrankungen verursachen, typhöse Krankheiten, Gastroenteritis und lokalisierte Eiterungen.

1. Typhöses Krankheitsbild:

Durch S. typhi (Gruppe D) wird der Typhus abdominalis hervorgerufen; S. paratyphi A, B und C sowie S. sendai (Gruppe D) verursachen Paratyphus. Die oral aufgenommenen Keime vermehren sich im lymphatischen Gewebe in den Tonsillen und im unteren Ileum und Coecum (Inkubation), von hier aus gelangen sie ins Blut (Generalisation). Im Anschluß an das Stadium der Sepsis entstehen kleine Herde in verschiedenen Organen, wie Lymphgewebe, Milz, Knochenmark und Haut (Organmanifestation). Bei einer typhösen Salmonellose werden die Keime im Stuhl, später im Harn ausgeschieden. Die vier pathogenetischen Stadien (Inkubation, Generalisation, Organmanifestation, Ausheilung) verlaufen mit den klinischen Symptomen parallel.

2. Gastroenteritisches Krankheitsbild:

Zur Erzeugung dieses Krankheitsbildes muß eine große Endotoxinmenge aufgenommen werden. Es ist dazu gleichgültig, ob die verschluckten Salmonellen noch leben oder bereits abgetötet sind. Daher erkranken Menschen, die verdorbene Speisen aßen, in denen sich die Keime bereits vermehrt hatten. Akute Gastroenteritiden wurden durch den Genuß von infiziertem Kartoffelsalat, Hackfleisch, Fleischsalat, Mayonnaise, Pudding, Eipulver oder Cremen beobachtet. Salmonellen vermehren sich in diesen Speisen bei Zimmertemperatur oder sogar auch im Kühlschrank. Als Erreger von akuter Gastroenteritis kommt eine große Zahl von Salmonellen in Frage.

Klinik

1. Typhöses Krankheitsbild:

Am Ende der Inkubationszeit (zwei bis drei Wochen) treten uncharakteristische Prodromalerscheinungen (Kopf- und Gliederschmerzen, Angina, Bronchitis und Mattigkeit) auf. Im Anschluß daran kommt es zu einem treppenförmigen Ansteigen der Körpertemperatur (Beginn der Generalisation). Das voll ausgebildete Krankheitsbild (Dauer eine bis zwei Wochen) ist durch gleichmäßiges Fieber (Continua) von ca. 39 bis 41° C gekennzeichnet.

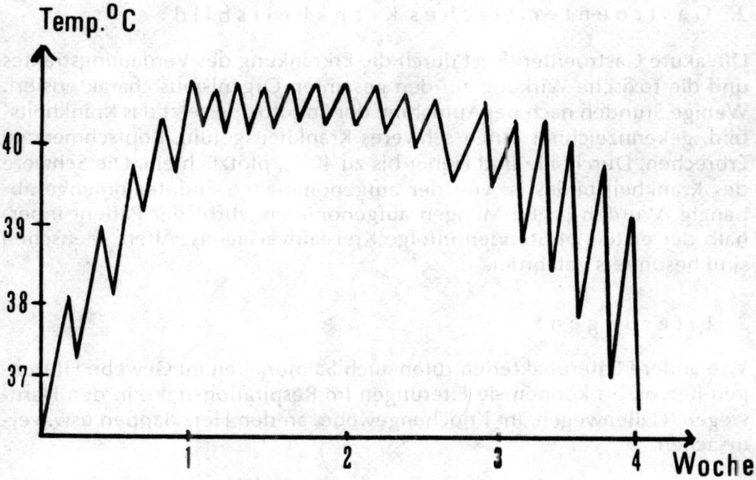

Abb. 13: Fieberverlauf (Continua) bei Typhus

Als Ausdruck dieses typhösen Zustandes ist der Patient apathisch. Diese Teilnahmslosigkeit steigert sich manchmal zu Bewußtseinstrübungen. Besonders nachts sind die Patienten stark verwirrt. Der Bauch ist aufgebläht. Die Stuhlbeschaffenheit ist meist unauffällig. Die Patienten sind oft obstipiert; Durchfälle sind nicht charakteristisch. Die Milz ist vergrößert, es besteht eine relative Bradykardie und Leukopenie. Auf der Haut (Bauch, Rücken, Brust) findet man die typischen Roseolen: bis linsengroße, runde, leicht erhabene, blaurote Flecken, die nach einigen Tagen verschwinden und an anderen Stellen wieder auftreten (Hand- und Fußflächen bleiben frei = DD zu Fleckfieber). Wenn überhaupt, so treten erst gegen Ende dieses Stadiums „erbsenbreiartige" Durchfälle, eventuell mit Blutbeimengung, auf. Nun besteht die Gefahr einer Darmperforation. Unter zunehmender Aufhellung des Bewußtseins fiebert der Patient lytisch oder langsam ab. Ca. 25 Prozent der Patienten erleiden innerhalb der nächsten zwei Wochen einen Rückfall.

Neben diesem beschriebenen typischen Verlauf gibt es je nach dem Schweregrad bzw. der Wirksamkeit der Therapie weitere Verlaufsformen. Weiters können vorwiegend der Harntrakt, die Lunge oder das ZNS im Vordergrund der klinischen Symptomatik stehen.

Komplikationen: Darmblutung, Darmperforation, Peritonitis, Myokarditis, Cholecystitis, Pneumonie, Osteomyelitis usw.

Letalität: Seit der Einführung der Antibiotika ein bis zwei Prozent.

Paratyphus verläuft meist kürzer und leichter bei ungetrübtem Bewußtsein. Typhus oder Paratyphus heilen klinisch völlig aus, oder es treten erneut Rückfälle auf. Jedoch werden auch nach völliger klinischer Ausheilung ca. fünf bis zehn Prozent der Patienten zu Dauerausscheidern (siehe unten).

2. Gastroenteritisches Krankheitsbild:

Die akute Gastroenteritis ist durch die Erkrankung des Verdauungstraktes und die toxische Wirkung auf den gesamten Organismus charakterisiert. Wenige Stunden nach der Aufnahme der Endotoxine setzt das Krankheitsbild, gekennzeichnet durch schweres Krankheitsgefühl, Kopfschmerzen, Erbrechen, Durchfälle und Fieber bis zu 40°C, plötzlich ein. Die Schwere des Krankheitsbildes ist von der aufgenommenen Endotoxinmenge abhängig. Wurden große Mengen aufgenommen, stirbt der Patient innerhalb der ersten 24 Stunden infolge Kreislaufversagens. Ältere Menschen sind besonders gefährdet.

3. Eiterungen:

Wie andere Enterobakterien rufen auch Salmonellen im Gewebe Eiterungen hervor. So können sie Eiterungen im Respirationstrakt, in den Harnwegen, Gallenwegen, im Knochengewebe, an den Herzklappen usw. verursachen.

Diagnose

1. Typhöses Krankheitsbild:

a) Erregerisolierung. Der Erregernachweis aus dem Blut gelingt am ehesten zu Beginn der Erkrankung. Da Salmonellen zum Unterschied von anderen Keimen in Galle wachsen, setzt man das Patientenblut steriler Galle zu und sendet es so zur Keimisolierung ein. Zu diesem Zweck wird dreimal an drei aufeinanderfolgenden Tagen jeweils Blut abgenommen. Die Erregerisolierung aus dem Stuhl gelingt meist erst gegen Ende der ersten Woche. In späteren Stadien besteht die Möglichkeit der Keimisolierung aus dem Harn. Die bakteriologischen Untersuchungen müssen mindestens dreimal durchgeführt werden. Sind im Laboratorium Salmonellen gewachsen, so werden diese mittels der Gruberschen Reaktion bestimmt!

b) Serologisch: Antikörper gegen O- und H-Antigene werden in der Widalschen Reaktion erfaßt, die etwa Mitte bis Ende der zweiten Woche positiv wird. Um einen Titeranstieg feststellen zu können, muß die erste Bluteinsendung so früh wie möglich (bei der Aufnahme) und ein bis zwei Wochen später erfolgen.
Da die Antikörperbildung unter Antibiotikatherapie stark unterdrückt wird und Geimpfte positive Titer aufweisen, ist diese Reaktion nur als ein Hilfsmittel anzusehen. (Genaueres über die Problematik der Widalschen Reaktion siehe Seite 155.) Keinesfalls jedoch schließen negative oder niedrige Titerwerte einen Typhus aus.

2. Gastroenteritisches Krankheitsbild:

a) Erregerisolierung aus Erbrochenem, Stuhl oder Nahrungsmitteln.
b) Serologisch: Widalsche Reaktion ist hierbei nicht zuverlässig.

Therapie

Als wichtigstes Antibiotikum kommt bei Typhus speziell Chloramphenicol zur Anwendung, selbst wenn Salmonellen im Antibiogramm auch gegen andere Antibiotika empfindlich sind. Die Rezidivhäufigkeit und der Prozentsatz an Dauerausscheidern werden dadurch leider nicht beeinflußt. Bei Paratyphus sind auch andere Antibiotika so wirksam.
Bei gastroenteritischen Bildern steht die symptomatische Therapie im Vordergrund. (Achtung Kreislauf!)

Epidemiologie

1. Typhus: Nur der Mensch, und zwar während der Inkubationszeit, als Kranker oder als Dauerausscheider, kommt als Reservoir in Frage. Diese weltweite Infektionskrankheit kann indirekt über verunreinigtes Trinkwasser, Oberflächenwasser, Milch und Milchprodukte, verschiedene Lebensmittel, Speiseeis, Fliegen und auf dem Wege einer Schmutz- oder Schmierinfektion übertragen werden. Sowohl Typhus als auch Paratyphus zeigen eine saisonale Häufung im Sommer und Frühherbst.
2. Paratyphus A, B und C: Bei diesen ebenfalls weltweit verbreiteten Salmonellosen können sowohl der Mensch als auch die meisten Tiere Reservoir sein. Die Übertragungsmöglichkeiten sind ähnlich wie beim Typhus.
3. Akute Gastroenteritis: Da diese Salmonellosen Zoonosen sind, sind Tiere und Lebensmittel tierischer Herkunft die wichtigsten Infektionsquellen. Daneben stellt auch der menschliche Dauerausscheider eine wichtige Übertragungsmöglichkeit dar.

Prophylaxe

1. Erfassung der Kranken. Meldepflicht bei Typhus- und Paratyphusverdacht!
   Isolierung der Kranken. Untermauern der Diagnose durch bakteriologische Keimisolierung. Feststellen der Infektionsquelle.
2. Überwachung der Dauerausscheider. Berufsverbot in Lebensmittelbetrieben.

3. Kontrolle der Wasserspender.
4. Kontrollierte Abwasserbeseitigung.
5. Lebensmittelhygiene.
6. Fliegenbekämpfung.
7. Schutzimpfung mit Totimpfstoff.

Dauerausscheider

Scheidet ein Rekonvaleszent noch zehn Wochen nach Abklingen der Krankheitserscheinungen Salmonellen aus, so bezeichnet man ihn als Dauerausscheider. Solche Dauerausscheider bieten definitionsgemäß keine klinischen Symptome. Wie schon oben erwähnt, werden ca. fünf bis zehn Prozent der Kranken zu Dauerausscheidern. Neben diesen stellen auch Bakterienträger (waren nicht klinisch erkrankt) eine große Gefahr für ihre Umgebung dar. Die meisten Dauerausscheider beherbergen die Salmonellen in der Gallenblase und in den Gallengängen der Leber; die Gallenblase kann völlig unauffällig oder chronisch entzündlich verändert sein. In seltenen Fällen können auch Dauerausscheider Salmonellen im Harn ausscheiden.
Falls Sanierungsversuche mit Antibiotika nicht erfolgreich sind, muß man die Gallenblase operativ entfernen. Ein Dauerausscheider gilt als saniert, wenn wiederholte bakteriologische Stuhl-, Harn- und Duodenalsaftuntersuchungen negativ verlaufen. Dauerausscheidern ist die Arbeit in Lebensmittel-, Gastbetrieben und der pharmazeutischen Industrie gesetzlich untersagt.

Shigellen (Erreger der bakteriellen Ruhr)

Shigellen sind gramnegative, unbewegliche, nicht sporenbildende Stäbchen, die durch bestimmte biochemische Fähigkeiten von anderen Enterobakterien unterschieden werden. Sie werden in vier verschiedene Gruppen eingeteilt:
Gruppe A: Sh. dysenteriae, Sh. ambigua, Large-Sachs-Gruppe;
Gruppe B: Sh. flexneri;
Gruppe C: Sh. boydii;
Gruppe D: Sh. sonnei.

Unter dem klinischen Begriff Ruhr versteht man eine meist mit schweren Durchfällen einhergehende Entzündung des Dickdarms. Außer durch Shigellen kann Ruhr auch durch andere Krankheitserreger, wie Amöben, Ps. aeruginosa (bei Säuglingen und Kleinkindern) u. a., verursacht sein.

Pathogenese

Die oral aufgenommenen Shigellen verursachen vorwiegend im untersten Abschnitt des Dickdarmes und im Enddarm infolge Endotoxinbildung eine lokale geschwürbildende Entzündung. Nicht jedoch kommt es, wie bei Typhus, zur Bakteriämie.

Klinik

Nach einer Inkubationszeit von zwei bis sieben Tagen treten unspezifische Erscheinungen, wie Appetitlosigkeit, Übelkeit, Leibschmerzen und eventuell leichtes Fieber, auf. Einen bis zwei Tage später steigern sich die Leibschmerzen, und unter Erbrechen und Schüttelfrost werden zunächst noch fäkulente Stühle häufig entleert (bis zu 50 pro Tag). Später werden nur noch wäßrige, glasigen Schleim enthaltende Stühle, die teils unverdaute Speisen enthalten, abgesondert. Als Ausdruck der Geschwürsbildung findet man dann streifige Blutbeimengungen. Der Leib ist stark druckempfindlich.
Dieser typische Stuhlbefund tritt in der Regel, jedoch nicht immer, auf. Auch normale Stühle, ja sogar Obstipationen, wurden bei Ruhrkranken beobachtet.
Ebenso gibt es keinen typischen Fieberverlauf. Meist stehen infolge der profusen Durchfälle Zeichen der Wasser- und Mineralstoffverarmung im Vordergrund. Dadurch und infolge toxischer Wirkung kommt es zu Schäden des Herzens und des Zentralnervensystems. Schwerkranke sterben oft innerhalb der ersten zwei Wochen infolge Herz- und Kreislaufversagens. Andernfalls klingen die klinischen Symptome nach ca. zwei Wochen, gefolgt von einer langen Rekonvaleszenz, ab. Ca. fünf bis zehn Prozent der Patienten erleben jedoch immer wieder Rückfälle oder werden zu Dauerausscheidern.

Diagnose

1. B a k t e r i o l o g i s c h : Da Shigellen bei Austrocknung absterben, ist die Verarbeitung von f r i s c h e m Stuhl besonders wichtig. Die Erregerisolierung aus dem Stuhl gelingt jedoch nur bei geeigneter Technik. Es empfiehlt sich die direkte Abimpfung von kleinen Schleimflocken auf Nähragar. Ist dies nicht möglich, so bringe man das Material möglichst rasch in das bakteriologische Laboratorium. Bei Postversand sind gewisse Zusätze zum Stuhl der Erhaltung der Shigellen förderlich.
2. Der serologische Nachweis von Antikörpern hat keine Bedeutung.

Therapie

1. Antibiotikagabe.
2. Symptomatische Therapie.

Epidemiologie

Das Auftreten dieser weltweit verbreiteten Infektionskrankheit ist stark abhängig vom Lebensstandard (Seuche der Unkultur). Die Infektionsquelle ist immer der Mensch, sei es als Kranker, Dauerausscheider oder als Bakterienträger. Bei Tieren wurden keine Shigellen nachgewiesen. Indirekt wird die Ruhr über Lebensmittel, Trinkwasser oder durch Fliegen übertragen. Besonders bei Zusammenleben auf engem Raum, wie in Lagern, Gefängnissen, überbelegten Kinderheimen, Waisenheimen, Irrenanstalten und Altersheimen, entstehen infolge Schmier- oder Kontaktinfektion explosionsartig Epidemien. Mangelnde Hygiene erleichtert die Ausbreitung. Ebenso wie bei den Salmonellosen findet man in der warmen Jahreszeit eine Häufung der Erkrankungsfälle. Ruhr ist bei Verdacht, Erkrankung oder Tod meldepflichtig.

Prophylaxe

Isolierung der Kranken. Sanierung der Ausscheider und Keimträger. Überwachung des Personals in Lebensmittelbetrieben. Fliegenbekämpfung, Einhaltung bzw. Befolgung hygienischer Maßnahmen, um eine Ausbreitung zu verhindern.

Escherichia coli

Diese gramnegativen, beweglichen, nicht sporenbildenden Stäbchen sind ein wichtiger Bestandteil der normalen Darmflora. Sie sind maßgebend an Zersetzungsvorgängen der Nahrungsmittel und der Verhinderung der Fäulnis beteiligt. Ebenso sind sie für die Bildung mancher Vitamine wichtig. Schon bald nach der Geburt sind sie im Dickdarm nachweisbar. Typendifferenzierung ist serologisch und durch Lysotypie möglich.

Pathogenese

1. E. coli verursacht außerhalb des Darmes Eiterungen im Gewebe, Harnweginfekte, Peritonitis, Otitis, Meningitis (besonders bei Säuglingen), Sepsis.
2. Enteritis bei Säuglingen: Bestimmte Serotypen sind die Ursache von Enteritiden bei Säuglingen (bis ein Jahr alt). Diese Erreger werden als „enteropathogene E. coli", „Enteritis-Coli" oder „säuglingspathogene E. coli" bezeichnet. Säuglinge mit reduziertem Allgemeinzustand sind besonders empfänglich. Die Ursache der Pathogenität dieser bestimmten Serotypen ist noch unbekannt.

Tabelle 3: Die häufigsten Serotypen der säuglingspathogenen E. coli

O-Antigen	K-Antigen
26	60 (B 6)
55 a	59 (B 5)
86 a	61 (B 7)
111 a, 111 b	58 (B 41)
112 a, 112 c	66 (B 11)
119	69 (B 14)
124	72 (B 17)
125 a, 125 b	70 (B 15)
125 a, 125 c	70
126	71 (B 16)
127 a	63 (B 8)
128 a, 128 b	67 (B 12)
128 a, 123 c	67

Klinik der E.-coli-Enteritis

Nach einer Inkubationszeit von zwei bis zehn Tagen werden reichlich wäßrige Stühle entleert. Infolge Appetitlosigkeit, Erbrechens und der reichlichen Stühle kommt es zu Gewichtsabnahme. Fieber muß nicht immer auftreten. Neben diesem beschriebenen Bild, das ca. eine bis zwei Wochen andauert, werden leichte Verlaufsformen (eventuell nur Gewichtsabnahme) bis zu schweren klinischen Bildern mit Sepsis oder Perforationsperitonitis beobachtet. Bedenklich ist meist die durch den Wasser- und Mineralstoffverlust auftretende Intoxikation und Kreislaufschwäche. Die Letalität betrug vor Einführung der Antibiotikatherapie ca. 50 Prozent.

Diagnose

Bakteriologisch: Keimisolierung aus Eiter, Liquor, Harn, Blut usw. Bei Enteritis der Säuglinge Stuhlkultur. Die serologische Erfassung bzw. Differenzierung säuglingspathogener E. coli erfolgt mittels der Gruberschen Reaktion oder fluoreszenzoptisch.

Therapie

Antibiotika je nach Ausfall der Empfindlichkeitstestung (Antibiogramm).

Epidemiologie

Säuglingspathogene E. coli sind gefürchtete Hospitalismuserreger auf Säuglingsstationen. Sie werden durch Kranke, Ausscheider, aber auch durch Keimträger unter den Säuglingen eingeschleppt. Die Verbreitung auf der Station geschieht durch Schmier- und Kontaktinfektion.

Prophylaxe

Isolierung der kranken Säuglinge. Stuhlkontrolle bei Neuaufnahme zur Erfassung der Keimträger. Krankenhaushygienische Maßnahmen.

Pseudomonas

Pseudomonas aeruginosa

Diese gramnegativen, nicht sporenbildenden, aerob wachsenden, beweglichen Stäbchen besitzen die Fähigkeit der Farbstoffbildung (blaugrün), weshalb Pseudomonas aeruginosa auch als „Erreger des blaugrünen Eiters“ bezeichnet wird. Zusätzlich hat derartiger Eiter einen charakteristischen Geruch.

Pathogenese

Ps. aeruginosa hat keine Invasionskraft und wirkt nur bei Absinken der Resistenz des Menschen pathogen. Folglich sind Säuglinge und schwerkranke Menschen besonders gefährdet. Pseudomonas-Infektionen kommen meist in Form einer Sekundärinfektion zu einer Grundkrankheit hinzu. Im weiteren Verlauf wird die Erkrankung jedoch durch Ps. aeruginosa unterhalten. Als Eintrittspforte kommen vor allem der Respirationstrakt, die Haut, der Darm- und Harntrakt sowie Wunden in Frage.

Klinik

Ps. aeruginosa kann Infektionen des Respirationstraktes, Infektionen der Harnwege, Cholecystitis, Mittelohrentzündung, Meningitis, Infektion des Auges, Sekundärinfektionen von Wunden (besonders bei Verbrennungen), Pyocyaneus-Ruhr (bei Säuglingen und Kleinkindern), Nabelinfektionen bei Neugeborenen (meist Übergang in Sepsis), Hauterkrankungen, Infektion der Gebärmutter nach der Geburt oder Sepsis oft mit metastatischen Absiedelungen verursachen.

Diagnose

Klinisches Bild (blaugrüner Eiter), Erregerisolierung.

Therapie

Pseudomonas aeruginosa ist nur gegen wenige Antibiotika empfindlich. Daher Empfindlichkeitstestung (Antibiogramm) durchführen lassen.

Epidemiologie

Diese weitverbreiteten Keime kommen im Stuhl von Mensch und Tier vor. Häufig kann man Ps. aeruginosa auch in Abwässern und im Boden nachweisen. Da diese Keime sehr resistent gegen einige Desinfektionsmittel und die meisten Antibiotika sind und sich in normalem Leitungswasser vermehren können, sind sie oft Ursache eines Hospitalismus.

Vibrio cholerae (Cholera-Erreger)

Der Erreger der Cholera asiatica ist ein gramnegatives, kurzes, leicht gekrümmtes, begeißeltes Stäbchen.

Auf Grund der verschiedenen antigenen Zusammensetzung unterscheidet man in Gruppe 1 drei Serotypen, und zwar Ogawa, Inaba und Hikojima. In letzter Zeit erwies sich ein neuer Biotyp (Vibrio El Tor), der viel resistenter gegen äußere Einflüsse, wie Hitze, Austrocknung, Licht, Desinfektionsmittel, als V. cholerae ist und sich auch in einer Reihe anderer Eigenschaften von diesem unterscheidet, als genauso wichtiger Cholera-Erreger wie V. cholerae.

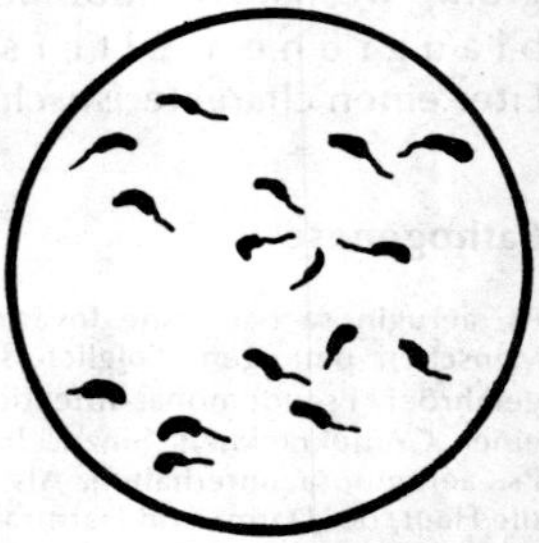

Abb. 14: Vibrionen

Pathogenese

Nach oraler Aufnahme vermehren sich die Cholera-Erreger im Dünndarm rasch. Infolge von freiwerdenden Bakterienstoffen, die nur teilweise Toxincharakter haben, kommt es zur Störung der Wasserrückresorption und zu starken Durchfällen mit starkem Wasser-, Salz- und Eiweißverlust. Daraus resultieren toxische Herzmuskelschäden, Kreislaufversagen infolge Erhöhung der Blutviskosität und Nierenschäden (eventuell Urämie), falls nicht rechtzeitig die Wasser-, Salz- und Eiweißverluste wieder ausgeglichen werden.

Klinik

Nach einer Inkubationszeit von zwei bis fünf Tagen, manchmal auch nur von Stunden, beginnt die Cholera mit vorerst uncharakteristischen Durchfällen und Erbrechen bei krampfartigen Bauchbeschwerden. Bald werden 50 und mehr „reiswasserartige“ (Schleimflocken) Stühle (10 bis 20 Liter Stuhl) pro Tag entleert, die reichlich Vibrionen enthalten. Infolge dieser massiven Wasser-, Salz- und Eiweißverluste entstehen eine heisere Stimme (Vox cholerica), starker Durst, eine unelastische, in Falten abhebbare Haut (Waschfrauenhände), Wadenkrämpfe, Kreislaufstörungen, Untertemperatur und Harnverhaltung. Die Patienten sterben infolge Kreislaufversagens oder Urämie. Das Stadium der Diarrhöen dauert höchstens fünf bis sechs Tage. Die Cholera hat unbehandelt eine Letalität von 40 bis 60 Prozent (behandelt: ca. drei Prozent). Bei der besonders schweren toxischen Form (Cholera sicca) sterben die Patienten innerhalb von Stunden, ohne die typischen Durchfälle gezeigt zu haben.

Diagnose

1. Klinisches Bild (Schleimflocken im wäßrigen Stuhl) und Infektionsmöglichkeit (Reisende).
2. Erregernachweis: mikroskopisch im Stuhlausstrich, kulturell.

Therapie

Antibiotika und Chemotherapeutika sowie symptomatische Therapie.

Epidemiologie

Als einzige Infektionsquelle gilt der Mensch (Kranker, Keimträger). Die Übertragung geschieht durch Kontakt, über Wasser und Lebensmittel oder durch Fliegen. Die Cholera wird als Wanderseuche bezeichnet, da sie sich vorwiegend entlang von Verkehrswegen und durch Pilgerzüge ausbreitete. Ursprungsland ist das Ganges-Delta (Indien). Vorwiegend erkranken Personen, die an Eiweiß- oder Vitaminmangel oder an einer Grundkrankheit leiden.

Prophylaxe

Isolierung der Verdächtigen und Erkrankten (Meldepflicht schon bei Verdacht), Sanierung der Keimträger mit Sulfonamiden, Sauberkeit, Abwasser-, Trinkwasser- und Lebensmittelhygiene, Schutzimpfung mit Totimpfstoff.

Bacillaceae

In der Familie Bacillaceae sind alle sporenbildenden Stäbchen zusammengefaßt. Man unterscheidet zwei verschiedene Gattungen (Genera):
Genus Bacillus: aerob wachsende, grampositive, sporenbildende Stäbchen;
Genus Clostridium: anaerob wachsende, grampositive, sporenbildende Stäbchen.

Bacillus

Von den Bazillen soll hier nur die einzige für Menschen pathogene Art, Bac. anthracis, besprochen werden.

Bacillus anthracis (Milzbranderreger)

Der Milzbranderreger ist ein grampositives, aerob wachsendes, dickes, unbewegliches, zentral Sporen bildendes Stäbchen, das im Menschen und im Tier Kapseln ausbildet. Er zeigt gutes Wachstum auf normalem Nähragar. Im Ausstrichpräparat sieht man oft eine kettenförmige („eisenbahnwaggonartige") Anordnung der Keime.

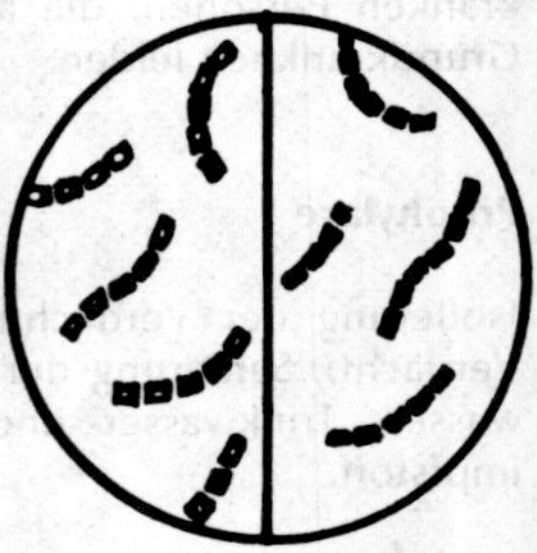

Abb. 15: Milzbranderreger

Pathogenese

Während beim Tier die Infektion durch Aufnahme von milzbrandverseuchtem Futter (Weidekrankheit) erfolgt und zu einer Darminfektion führt, findet man beim Menschen je nach der Eintrittspforte meist einen Haut- oder Lungenmilzbrand. Nur selten wird auch beim Menschen Darmmilzbrand (Genuß von sporenhaltigem Fleisch) beobachtet. Milzbranderreger führen zu stark ödematösen, hämorrhagischen Entzündungen.

Klinik

Hautmilzbrand: Durch einen Hautdefekt gelangen die Keime meist als Sporen ins Gewebe und verursachen nach einer Inkubationszeit von zwei bis drei Tagen ein Knötchen auf geröteter Haut; diese Papel wird später zu einem wenig schmerzhaften (z. U. v. durch Staphylokokken verursachtem Karbunkel) Milzbrandkarbunkel (Pustula maligna), in welchem blaurote Bläschen oder Pusteln entstehen. In der Umgebung entsteht eine teigige, weiche Schwellung (Milzbrandödem). Als Komplikation kommt es manchmal zu einer septischen Allgemeininfektion.

Lungenmilzbrand: Bei aerogener Infektion entsteht schlagartig eine schwere hämorrhagische Pneumonie mit hohem Fieber, Schüttelfrost und meist tödlichem Ausgang.

Darmmilzbrand: Infolge Genusses milzbrandigen Fleisches entsteht im Darm ein Milzbrandkarbunkel mit baldiger Perforationsperitonitis.

Diagnose

1. Klinisches Bild.
2. Erregernachweis: Färbepräparat, Kultur, Tierversuch.

Therapie

Hohe Dosen Penicillin.

Epidemiologie

Diese Zoonose wurde in Europa durch tierärztliche Maßnahmen weitgehend verdrängt. Jedoch treten auch heute noch gelegentlich in Europa Milzbrandinfektionen des Menschen auf. In Österreich wurden in den zehn Jahren zwischen 1959 und 1969 23 Erkrankungen an Milzbrand gemeldet. Haustiere, vor allem Rinder, aber auch Schweine, Hunde und Katzen infizieren sich auf der Weide durch sporenhältiges Futter oder Trinkwasser. Die Kontamination der Weide erfolgt durch Ausscheidungen und Körperteile kranker Tiere. Menschliche Infektionen werden vorwiegend bei bestimmten Berufen, wie Tierarzt, Fleischhauer, Bauer, Arbeiter in fellverarbeitenden Betrieben usw., beobachtet.

Prophylaxe

Im Vordergrund steht natürlich die Ausrottung des Milzbrandes unter den Tieren. Weiters werden in besonders gefährdeten Industrien, wie Roßhaarspinnereien, Bürsten- und Pinselfabriken und Gerbereien, besondere arbeitshygienische Maßnahmen durchgeführt, um eine Infektion durch Sporen zu verhindern. Verdächtiges Material (importierte Felle usw.) wird auf geeignete Weise desinfiziert. Schutzimpfung beim Tier.

Clostridium

Clostridien sind a n a e r o b wachsende, sporenbildende, grampositive Stäbchen. Die Sporen treiben den Bakterienleib spindelförmig auf (Spindel = Clostridium). Diese Sporen (Dauerformen) kommen in der Erde, in Staub, in Mist, aber auch im Darm gesunder Lebewesen vor. Da Sporen sehr resistent gegen trockene und feuchte Hitze und unempfindlich gegenüber den meisten Desinfektionsmitteln (Alkohol tötet Sporen nicht ab) sind, entstehen bei unsachgemäßer Sterilisation und Desinfektion Infektionen durch Clostridien. Clostridien verursachen schwere Erkrankungen, wie Tetanus, Gasbrand-Gasödem und Botulismus.

Clostridium tetani (Tetanuserreger)

Der Erreger des Tetanus (Wundstarrkrampf) ist ein grampositives, a n a e r o b wachsendes, begeißeltes, sporenbildendes Stäbchen. Da die Sporen am Ende des Stäbchens ausgebildet werden, haben Tetanuserreger mit Sporen das Aussehen eines „Trommelschlägels". Vegetative Formen (im Gewebe) produzieren zwei Ektotoxine, das Tetanolysin und das Tetanospasmin. Tetanolysin hämolysiert rote Blutkörperchen und ist ansonsten bedeutungslos. T e - t a n o s p a s m i n , ein überaus starkes Gift, ist die Ursache der Erkrankung an Wundstarrkrampf.

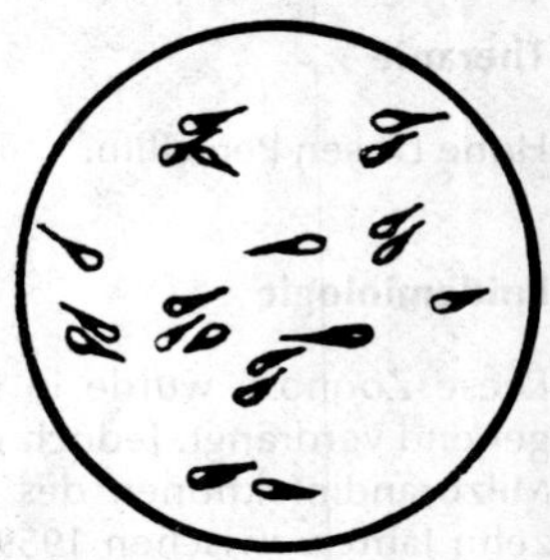

Abb. 16: Tetanuserreger

Das Tetanustoxin ist antigen wirksam. Die Ausbildung von Antikörpern tritt jedoch nur nach aktiver Immunisierung mit Toxoid-Impfstoff (siehe Seite 167), aber nicht nach Erkrankung auf.

Pathogenese

Nach erfolgter Infektion bildet der vegetative Keim im Gewebe Ektotoxin. Während der K e i m a n d e r E i n t r i t t s p f o r t e i m G e w e b e b l e i b t , verteilt sich nur das Ektotoxin im gesamten Organismus. Das Krankheitsbild entsteht also infolge I n t o x i k a t i o n (Vergiftung) mit dem Ektotoxin.

Ins Gewebe eingebrachte Sporen von Cl. tetani keimen jedoch nur u n t e r b e s t i m m t e n U m s t ä n d e n zu vegetativen Formen aus:

a) Passive Einbringung der Sporen ins Gewebe: Mit Erde, Staub oder Mist verschmutzte Wunden sind häufig die Ursache eines Wundstarrkrampfes. Aber auch Bagatellverletzungen (kleinste Wunden) können die Ursache eines Tetanus sein. Ebenso gefährlich sind nicht ordnungsgemäß sterilisierte Talkumpuder und Catgut.

b) Auskeimen zu vegetativen Formen: Eingebrachte Tetanussporen benötigen zur Auskeimung, Vermehrung und Bildung von Toxin unbedingt ein anaerobes Milieu. Kein Sauerstoff ist in anämischem oder nekrotischem Gewebe, wie z. B. in gequetschten Wunden, Blutergüssen oder Geweben mit gestörter Blutversorgung. Folglich sind Wunden bzw. Verletzungen durch Verbrennungen, Erfrierungen, Gefäßveränderungen (z. B. Varicen) oder Unfälle (großflächige Quetschungen bei Verkehrsunfällen) ein gutes Milieu für Clostridier. Aber auch gefäßverengende Medikamente begünstigen das Angehen einer Tetanusinfektion.
Das Tetanustoxin breitet sich von der Eintrittspforte entlang der Nerven oder über den Lymph- und Blutweg aus. Angriffspunkte des Toxins sind sowohl die motorischen Nervenendplatten als auch zentralnervöse Rezeptoren.

Klinik

Nach einer Inkubationszeit von einer bis zu vier Wochen (kann in seltenen Fällen auch Jahre dauern) entstehen uncharakteristische Prodromalerscheinungen, wie Kopfschmerzen, Schlafstörungen, Schweißausbrüche und Rückenschmerzen. Da die Eintrittspforte oft nicht erkennbar ist (Bagatellverletzungen), ist die Inkubationszeit schwer bestimmbar. Die Krämpfe beginnen meist in der Kaumuskulatur und breiten sich dann über Gesichts-, Nacken- und Rückenmuskulatur auf die Extremitäten aus. Infolge voll ausgeprägter Muskelstarre im Gesicht mit Kiefersperre kommt es zu einem typischen „Lächeln" (= Risus sarconicus). Ebenso kann das Zwerchfell miterfaßt werden. Diese oft schmerzhaften Krämpfe werden bei vollem Bewußtsein miterlebt. Die Patienten sind sehr schreckhaft und ängstlich. Krampfanfälle sind durch plötzlichen Lärm oder einen Lichtreiz auslösbar. Außer diesem beschriebenen Vollbild des Tetanus gibt es auch gelegentlich Fälle, bei denen nur einzelne Muskelgruppen befallen sind. Überlebende Patienten bilden keine Immunität aus.

Diagnose

1. Klinisches Bild.
2. Erregernachweis in Kultur und Tierversuch.
3. Toxinnachweis aus Patientenserum im Tierversuch.

Therapie

Chirurgische Wundversorgung. Hyperimmunglobulingabe zur Neutralisierung des noch nicht gebundenen Toxins. Therapie mit Sauerstoffüberdruck. Antibiotika gegen Begleitkeime und Komplikationen durch andere Keime.

Epidemiologie

Tetanus ist eine weltweit verbreitete Erkrankung. Nach Schätzungen der Weltgesundheitsorganisation (WHO) liegt die Zahl der Tetanusopfer pro Jahr bei ca. 200 000. Dauerreservoir ist der Darm von Pflanzenfressern (besonders von Pferden). Von hier gelangen die Erreger wieder in den Boden. Naturgemäß findet man die meisten Erkrankungen bei Menschen, die oft mit Erde in Berührung kommen, z. B. Landarbeiter, Maurer, Tierwärter, Kinder, Sportler usw. Neben großen Wunden können auch kleine Verletzungen (Bagatellverletzungen) Eintrittsort von Tetanuserregern sein. Die Gebärmutter nach der Geburt oder nach Unterbrechung der Schwangerschaft (speziell bei kriminellem Abort) kann ebenso Ausgangsort eines Tetanus sein. Bei Neugeborenen können Tetanuserreger im Nabelschnurrest Toxin bilden. Unsterile Instrumente und unsteriles Nahtmaterial, besonders Catgut, können Wundstarrkrampf nach Operationen verursachen.
Die Letalität des Tetanus liegt zwischen 30 und 90 Prozent.

Prophylaxe

Aktive Immunisierung (siehe Seite 167).
Passive Immunisierung.
Wundversorgung.

Gasbrand-Gasödem-Erreger

Man unterscheidet vier verschiedene Arten:

- Cl. perfringens (= Cl. welchii),
- Cl. novyi (= Cl. oedematiens),
- Cl. septicum (= Pararauschbranderreger),
- Cl. histolyticum.

Daneben können bei Gasbrand weitere Clostridien gefunden werden, die aber kein Toxin bilden.
Gasbranderreger sind grampositive, a n a e r o b wachsende, große, plumpe Stäbchen, die zentral oder endständig Sporen ausbilden. Die

Sporen buchten die Zellwand aus (daher „Spindel-" und „Keulenformen"). Außer Cl. perfringens sind alle Gasbranderreger begeißelt. Sporen von Gasbranderregern überleben auch langes Kochen!
Die Gasbranderreger bilden eine Reihe von Toxinen und Fermenten. Für jede Art sind bestimmte Toxine typisch.

Pathogenese

Meist werden mehrere Clostridienarten in den Organismus eingebracht (Mischinfektion). Dies geschieht ähnlich wie bei Tetanus durch Erde und Schmutz, gelegentlich aber auch durch kontaminierte ärztliche Instrumente. Für das Angehen einer Infektion ist jedoch ein anaerobes Milieu unbedingte Voraussetzung. Darum sind Gewebszerstörungen, wie sie z. B. bei Unfällen und bei Granatsplitterverletzungen entstehen, ein guter Nährboden. Auch bei offenen Frakturen, Riß- und Quetschwunden (Verkehrsunfälle) und Blutungen im Gewebe werden anaerobe Verhältnisse geschaffen. Fremdkörper im Gewebe (Kleiderfetzen, Holz- und Granatsplitter) begünstigen die Entstehung eines Gasbrandes. Gefäßverengende Medikamente führen zu lokaler Anämie, eventuell zu Nekrose und damit zu anaeroben Verhältnissen. Gleichzeitige Einbringung von aerob wachsenden Keimen (Kokken, Enterobakterien) in Wunden fördert eine Erkrankung an Gasbrand, da diese aerob wachsenden Keime den vorhandenen Sauerstoff aufbrauchen und somit ein anaerobes Milieu schaffen. Im weiteren Verlauf ist eine Gasbrandinfektion einerseits durch die rasche Ausbreitung der Erreger (infolge der Wirkung verschiedener Fermente, wie z. B. Kollagenase) und andererseits durch die Intoxikation infolge Toxinbildung gekennzeichnet. (Vergleiche Tetanus: Tetanuserreger bleiben an der Eintrittsstelle.) Das Krankheitsbild hängt von den Arten der Gasbrand-Gasödem-Erreger ab, die die Erkrankung verursachen, bzw. von Art und Relation der von ihnen gebildeten Toxine und Fermente.

Klinik

1. Gasbrand-Gasödem: Das klinische Bild ist von den eingebrachten Keimen abhängig. Nach einer Inkubationszeit von oft nur wenigen Stunden bis zu einigen Tagen verfärben sich die Wunde und ihre Umgebung schmutzig graubraun. In den stark angeschwollenen Körperpartien kommt es zu Zersetzung und Gasbildung (dadurch Knistern). Aus der Wunde rinnt eine seröse, bräunliche, übelriechende Flüssigkeit. Solch ein Gasgangrän kann sich nach Wundreinigung zurückbilden oder schnell in die gesunde Muskulatur weiter vordringen. Bei manchen Formen breiten sich die Erreger, ohne vorherige Veränderung der Eintrittsstelle, rasch in der Muskulatur aus. Daher empfinden die Patienten plötzlich starke Schmerzen in dem betroffenen

Körperteil. Die Haut ist blau, kühler und gespannt und nimmt später einen bronzenen Farbton an. In weiterer Folge bildet sich eine Sepsis mit metastatischen Absiedelungen in entfernten Organen aus. Diese Patienten sterben meist infolge des schweren Schocks, sind jedoch bis zum Tode bei vollem Bewußtsein.

2. Lebensmittelvergiftung: Infolge Toxinaufnahme mit Nahrungsmitteln entsteht meist das Bild einer akuten, kurzdauernden Nahrungsmittelvergiftung mit guter Prognose.

Diagnose

Frühdiagnose: Wichtig! Sofortiger Beginn der Therapie; daher bei klinischem Verdacht nie das bakteriologische Untersuchungsergebnis abwarten, dieses dient der Bestätigung der Verdachtsdiagnose.
Bakteriologische Diagnose: Kultur und Erregerisolierung im Tierversuch.

Therapie

1. Frühzeitige chirurgische Wundreinigung. Wenn Amputation nötig, dann weit im Gesunden.
2. Hohe Dosen antitoxinhältiges Serum.
3. Antibiotika (Penicillin, Chloramphenicol, Tetracycline).
4. Sauerstoffüberdruck.

Epidemiologie

Clostridien kommen überall vor. Sie sind reichlich aus Erde und Staub isolierbar. Selbst aus Staub in Operationssälen werden Gasbranderreger gezüchtet. Sie gehören zur normalen Darmflora von Mensch und Tier.

Prophylaxe

1. Gründliche Wundausschneidung und Wundversorgung.
2. Exakte Sterilisation von Spritzen und Instrumenten. Alkohol ist nicht sporozid und enthält oft infektionstüchtige Sporen.
   Durch Auskochen von Instrumenten werden Sporen nicht abgetötet!
3. Alle weiteren krankenhaushygienischen Maßnahmen, um eine Wundinfektion, z. B. während einer Operation (Staub), zu verhindern.

Clostridium botulinum

Cl. botulinum ist ein grampositives, *anaerob* wachsendes, begeißeltes, großes (5—10 μ) Stäbchen. Die endständig ausgebildeten ovalen Sporen buchten den Zelleib aus (Tennisschlägerform). Diese *überaus hitzeresistenten Sporen* überleben bis zu sechsstündiges Kochen! Cl. botulinum bildet einige Fermente. Für das Krankheitsbild des Botulismus (= Wurstvergiftung; botulus = Wurst) sind jedoch die *Ektotoxine* verantwortlich. Man unterscheidet insgesamt sechs verschiedene Toxintypen (A bis F), von denen A und B für den Menschen pathogen sind. Das Botulinustoxin A ist das *stärkste bekannte Gift*.

Lähmungsgift besonderer Affinität zu Atemzentren
es kommt zu keiner Veränderung des Geschmackes o. Geruchs von Fleisch

Pathogenese

Das in Lebensmitteln gebildete Ektotoxin ist für den Botulismus entscheidend. Aufgenommene Sporen ohne Toxin führen also nicht zu einer Erkrankung.

Das Botulinustoxin wirkt direkt auf die parasympathischen Nerven und Endplatten im Sinne einer Hemmung der Abgabe von Azetylcholin, das den Nervenimpuls von einer Nervenendigung auf die nächste Nervenfaser überträgt. Dadurch wird eine Muskelkontraktion verhindert (Lähmung).

Klinik

Nach einer Inkubationszeit von einigen Stunden bis zu wenigen Tagen treten uncharakteristische Symptome von seiten des Magen-Darm-Traktes (Erbrechen, Obstipation, selten Durchfall) auf. Typisch ist jedoch ein unmotiviertes Gefühl des Berauschtseins. Dann bilden sich die eigentlichen Botulismus-Symptome aus: Augenflimmern, Doppeltsehen, Pupillenerweiterung (infolge Überwiegens des Sympathicus), Akkomodationsstörungen, Schielen, Schluckbeschwerden (verminderte Speichelsekretion), Abnahme der motorischen Muskelkraft, beschleunigter Puls, jedoch kein Fieber. Schmerzen nur infolge Austrocknung der Schleimhäute (Schluckbeschwerden). Die Patienten sind bis zum Tode bei vollem Bewußtsein. Der Tod tritt infolge Atemlähmung, Kreislaufversagens oder Herzstillstandes ein. Wurde Toxin in großer Menge aufgenommen, so ist der Botulismus absolut tödlich.

Diagnose

1. Klinisches Bild typisch.
2. Toxinnachweis in Nahrungsmitteln, Erbrochenem oder Blut durch Tierversuch.

Therapie

Magenspülung, Bekämpfung einer Obstipation (um restliche Toxinmengen aus dem Darm zu entfernen). Antitoxingabe (Serum) wirkt nur gegen noch freies Toxin.

Epidemiologie

Diese beim Menschen eher seltene Erkrankung tritt häufiger bei Tieren auf (Fraß von toxinhältigem Futter). Sporen von Cl. botulinum kommen sowohl im Darm von Tieren als auch in der Erde vor. Menschen erkranken durch den Genuß von toxinhältigen Speisen. Schlecht konservierte Speisen (meist hausgemacht) sind die Ursache von Botulismus-Intoxikationen. So wurden Erkrankungen durch den Genuß von Würsten, Pasteten, Fischen, aber auch von Fleisch-, Obst- und Gemüsekonserven beobachtet. Solche Speisen müssen nicht einen verdorbenen Eindruck machen.

Prophylaxe

Einwandfreie Herstellung und Aufbewahrung von Speisen, auch von Konserven. Verdorbene Speisen (z. B. Konserven in bombierten Dosen) vernichten.

Mycobacteriaceae

In der Familie der Mykobakterien werden zarte, oft fadenförmige, nicht sporenbildende, unbewegliche, kapsellose Stäbchen zusammengefaßt. Einmal angefärbte Stäbchen können jedoch nicht durch Säure oder Alkohol entfärbt werden (= alkohol-säurefest). Auf diesem Prinzip beruht die Färbung nach Ziehl-Neelsen (siehe Anhang). Für den Humanmediziner sind M. tuberculosis, atypische Mykobakterien und M. leprae von Bedeutung.

Mycobacterium tuberculosis (Tuberkuloseerreger)

Diese zarten, granulierten, in der Färbung nach Ziehl-Neelsen mit konzentriertem Karbolfuchsin rot anfärbbaren Stäbchen wachsen nur auf besonderen festen und flüssigen Nährmedien. Zwei verschiedene Typen (M. tuberculosis typus humanus und M. tuberculosis typus bovinus) sind vorwiegend die Erreger der menschlichen Tuberkulose. Die Unterscheidung dieser beiden Typen erfolgt im Tierversuch (Meerschweinchen und Kaninchen). M. tuberculosis ist aus Proteinen, Lipoiden (für Säurefestigkeit verantwortlich) und Polysacchariden aufgebaut.

Klinik

Siehe Pathologie.

Diagnose

1. B a k t e r i e n - N a c h w e i s aus Sputum, Urin, Blut, Faeces oder Liquor. Dies kann mikroskopisch oder kulturell im Tierversuch erfolgen. Bei klinischem Verdacht ist unbedingt die dreimalige Einsendung notwendig. Es ist zu beachten, daß es keine gesunden Keimträger gibt.

   a) Mikroskopisch: Im nach Ziehl-Neelsen (siehe Anhang) gefärbten Ausstrichpräparat ist keine Unterscheidung zwischen pathogenen und apathogenen Mykobakterien möglich.

   b) Kultur: Zur Erstisolierung auf festen Nährböden.

   c) Tierversuch: Nachdem durch besondere Verfahren die Begleitkeime abgetötet wurden, wird das Untersuchungsmaterial Meerschweinchen subkutan in einen Oberschenkel injiziert. Bei positivem Ausfall findet man tuberkulöse Veränderungen in den Lymphknoten der Leistenbeuge, in Leber, Milz und Lunge. Zeigen die Tiere sechs bis acht Wochen nach der Injektion keine tuberkulösen Veränderungen, so gilt der Tierversuch als negativ. Diese zwar aufwendige Methode gilt als die sicherste zur Isolierung von M. tuberculosis.

2. S e r o l o g i s c h e N a c h w e i s e nur von geringer Bedeutung.
3. T u b e r k u l i n - R e a k t i o n : Besagt bei positivem Ausfall lediglich, daß der Patient eine Infektion mit M. tuberculosis durchgemacht hat, nicht jedoch, ob er zum Zeitpunkt der Reaktion tatsächlich an Tbc leidet.

Therapie

Chemotherapeutika und Antibiotika.
Da während der monatelangen Therapie oft eine Resistenzentwicklung der Erreger auftritt, verwendet man Kombinationen dieser Präparate. Gleichzeitig muß die Abwehrkraft des Patienten erhöht werden, da diese nur tuberkulostatisch wirkenden Mittel lediglich den Organismus bei der Bekämpfung der Tuberkulose unterstützen.

Epidemiologie

Erreger der Tuberkulose sind nur aus Patienten, erkrankten Tieren oder deren Ausscheidungen nachweisbar. Folglich kommen als Infektionsquellen der kranke Mensch und das kranke Tier in Frage. Die Infektion erfolgt durch direkten Kontakt, durch Tröpfcheninfektion oder über Nahrungsmittel (Milch und Milchprodukte). Durch Pasteurisierung der Milch und Tilgung der Rindertuberkulose konnte die Übertragung durch Milch und Milchprodukte vielfach unterbunden werden. Da Mykobakterien sehr widerstandsfähig gegen Chemikalien sind, dürfen zur Desinfektion nur bestimmte Mittel (z. B. Formalin) verwendet werden.

Prophylaxe

1. Ausschaltung der Infektionsquellen: Röntgenreihenuntersuchungen, Tilgung der Rindertuberkulose, Fürsorgebetreuung Tuberkulöser.
2. Impfung mit lebenden, in ihrer Virulenz abgeschwächten Keimen (siehe Seite 162).

Atypische Mykobakterien

Neben den echten Tuberkelbakterien (Typus humanus und Typus bovinus) und dem Typus gallinaceus unterscheidet man die sogenannten atypischen oder nicht klassifizierbaren Mykobakterien. Diese grobe Einteilung der atypischen Mykobakterien in vier Gruppen basiert auf der unterschiedlichen Farbstoffbildung und ist nicht als Klassifizierung zu werten.

1. Photochromogene Mykobakterien; diese wachsen langsam und bilden Farbstoffe nur am Licht.
2. Skotochromogene Mykobakterien; diese wachsen ebenfalls langsam, bilden aber nur im Dunkeln Farbstoffe.
3. Nicht chromogene Mykobakterien.
4. Schnellwachsende Mykobakterien.

Die atypischen Mykobakterien können verschiedene Krankheitsbilder, wie ulcerierende Hautveränderungen, Infektionen innerer Organe und abszedierende Lymphknotenveränderungen verursachen.

Mycobacterium leprae (Lepra-Erreger)

M. leprae wurde 1874 (also acht Jahre vor der Entdeckung von M. tuberculosis durch Robert Koch) von Hansen beschrieben. Dennoch ist bis heute die Züchtung auf Nährböden oder im Tierversuch nicht gelungen. Nur in der Gewebekultur wurde eine Vermehrung beobachtet.

Klinik

M. leprae führt nach einer oft Jahre dauernden Inkubationszeit zu einer chronischen Erkrankung, gekennzeichnet durch diffuse, über den ganzen Körper verteilte Hautveränderungen (weißliche Flecken, Pigmentverschiebungen) und knötchenförmige Granulome in der Haut, auf Schleimhäuten und in inneren Organen. Außer diesem beschriebenen Bild entstehen bei anderen Patienten infolge Befalls der peripheren Nerven schwere Geschwüre und Verstümmelungen an den Extremitäten. Man unterscheidet einen L-Typ, einen T-Typ und verschiedene Zwischenformen.

Diagnose

1. Mikroskopischer Bakteriennachweis aus Hautgeschwüren, Knoten oder Nasenabstrich.
2. Hautteste: Lepromin-Test, Histamin-Hautreaktion.

Therapie

Nach sehr langer Therapie mit Sulfonen und Thioharnstoff-Verbindungen können Rückbildung oder Stillstand der klinischen Erscheinungen erreicht werden.

Epidemiologie

Auf der ganzen Welt schätzt man die Zahl der Leprösen auf zehn bis zwölf Millionen Menschen. Hauptgebiete sind Asien, Afrika, Mittel- und Südamerika. Jedoch kommen vereinzelt auch in Europa Erkrankungen an Lepra vor. Infektionsquelle ist nur der kranke Mensch; die Übertragung geschieht direkt oder indirekt; die Kontagiosität ist gering.

Prophylaxe

Lepröse mit offener Lepra (L-Typ) werden isoliert. Bekämpfung von Armut und Hunger und Aufklärung der Bevölkerung durch die WHO.

Actinomycetaceae

In der Familie Actinomycetaceae unterscheidet man zwei Genera (Actinomyces und Nocardia). Diese Keime werden heute zu den Bakterien gerechnet, obwohl sie zuerst ein Myzel ausbilden; später sind fadenförmige und kokkoide Stäbchen nachweisbar.

Actinomyces israeli

Actinomyces israeli, der Erreger der Aktinomykose (fälschlicherweise Strahlenpilzerkrankung genannt), ist ein a n a e r o b wachsender Keim. Auf Spezialnährböden sind verschiedene Wuchsformen feststellbar. Im Eiter können Konglomerate von Actinomycesfäden gefunden werden; man spricht von sogenannten „D r u s e n".

Pathogenese und Klinik

Actinomyces israeli kann, ohne krankheitserregend zu wirken, natürlicherweise auf der Mundschleimhaut vegetieren. Die Infektion erfolgt immer mit Keimen, die bereits im Körper vorhanden sind, man spricht von einer „e n d o g e n e n I n f e k t i o n". Da es sich aber um einen Keim handelt, der unter sauerstoffarmen Bedingungen wächst, müssen bestimmte Umgebungsbedingungen für das Zustandekommen einer Infektion gegeben sein. Dazu gehören Quetschung oder Zertrümmerung des Gewebes, Eindringen von Fremdkörpern oder chronische Entzündung durch aerobe Keime. Auch Begleitbakterien spielen eine bedeutende Rolle. Bei Eindringen in die Tiefe kommt es zu entzündlichen Infiltraten mit Ausbildung eines entzündlichen Granulationsgewebes, das fast schrankenlos auf die Umgebung übergreifen kann, eitrig einschmilzt und unter Fistelbildung nach außen durchbricht. Am häufigsten ist diese Erkrankung im Bereich von Mundhöhle und Kiefer lokalisiert, weiters im Bereich der Lunge (Verwechslung mit Pneumonie oder Tuberkulose), im Bereich des Darmes (Illeocoecum, Rectum) und der weiblichen Adnexe. Pleuritiden und Senkungsabszesse entlang der Wirbelsäule lassen Verwechslungen mit Tuberkulose zu.

Diagnose

Mikroskopisch, kulturell, eventuell serologisch (Agglutination oder KBR) bzw. durch Intrakutantest.

Therapie

Penicillin und Sulfonamide neben chirurgischen Maßnahmen erforderlich.

Nocardia

Die Nocardiose ist eine sehr seltene Erkrankung, die der Aktinomykose ähnlich ist und lange Zeit mit ihr verwechselt wurde. Man unterscheidet eine Lungenform (Erreger: Nocardia asteroides) und eine Hautform (Erreger: Nocardia brasiliensis bzw. madurae), die in Mittel- und Südamerika vorkommt und zum sogenannten „Madurafuß" führt. Nocardien wachsen a e r o b . Sulfonamide eignen sich zur Behandlung.

Treponemataceae

Spirochäten sind spiralig geformte, bewegliche Mikroorganismen. In der Ordnung Spirochaetales unterscheidet man zwei Familien. Während in der Familie Spirochaetaceae nur saprophytäre Spirochäten zusammengefaßt sind, umfaßt die Familie der Treponemataceae drei für den Menschen pathogene Gattungen: Borrelia, Treponema, Leptospira.

Borrelia

Borrelia recurrentis und B. duttoni

Zahlreiche Borrelien können als Erreger des Rückfallfiebers auftreten. Hauptvertreter sind B. recurrentis (Läuse-Rückfallfieber, europäisches Rückfallfieber) und B. duttoni (Zecken-Rückfallfieber, afrikanisches Rückfallfieber). Borrelien sind bewegliche, zart geschlängelte, gramnegative Fäden mit drei bis acht Windungen.

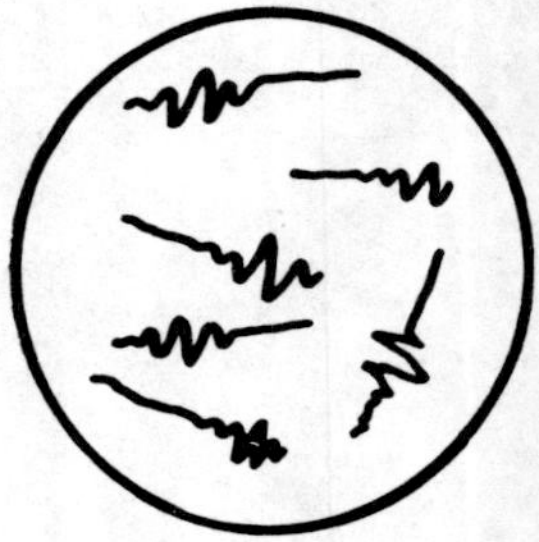

Abb. 17: Borrelien

Klinik

Nach einer Inkubationszeit von drei bis sieben Tagen tritt plötzlich hohes Fieber mit Schüttelfrost und uncharakteristischen Beschwerden auf. Das Fieber bleibt ca. fünf Tage auf gleicher Höhe (Continua). Nach plötzlichem Temperaturabfall ist der Patient durch einige Tage fieberfrei. Danach tritt eine ähnliche Fieberphase durch einige Tage auf. Jeder weitere Rückfall ist von kürzerer Dauer, während die fieberfreien Intervalle immer länger werden. Das Rückfallfieber hat speziell unter Antibiotikatherapie gute Prognose, jedoch können Komplikationen den Krankheitsverlauf erschweren.

Diagnose

1. Typischer Fieberverlauf.
2. Nachweis von Borrelien im Blut (Giemsa-Färbung) bei Fieberanstieg.

Therapie

Penicillin oder Breitbandantibiotika.

Epidemiologie und Prophylaxe

Während das europäische oder epidemische Rückfallfieber durch K l e i d e r- u n d K o p f l ä u s e übertragen wird, wird das afrikanische oder endemische Rückfallfieber durch Z e c k e n verbreitet. Infektionsquelle ist vorwiegend der kranke Mensch. Früher wurden auch in Europa zahlreiche Erkrankungen an Rückfallfieber beobachtet (z. B. 12 000 Erkrankungen während des ersten Weltkrieges in Serbien). Heute ist das Vorkommen des Rückfallfiebers nur mehr auf Afrika, insbesondere Ostafrika beschränkt. Durch Verbesserung der Hygiene und Bekämpfung der Überträger wurde dieser Rückgang erreicht.

Borrelia vincenti

Borrelia vincenti verursacht in Mischinfektionen mit Fusobacterium nucleatum jauchige Entzündungen, wie die Angina Plaut-Vincent und das Noma.

Treponema

Beim Menschen werden drei verschiedene Krankheiten durch Treponemen verursacht:

Lues (Syphilis)	T. pallidum
Frambösie	T. pertenue
Pinta	T. carateum

Treponemen sind zarte, starre Spiralen mit acht bis zwölf steilen, regelmäßigen Windungen. Sie sind wegen ihrer Zartheit nur im Dunkelfeldmikroskop oder durch besondere Färbung (Versilberung) darstellbar. Die Züchtung ist nur im Tier möglich.

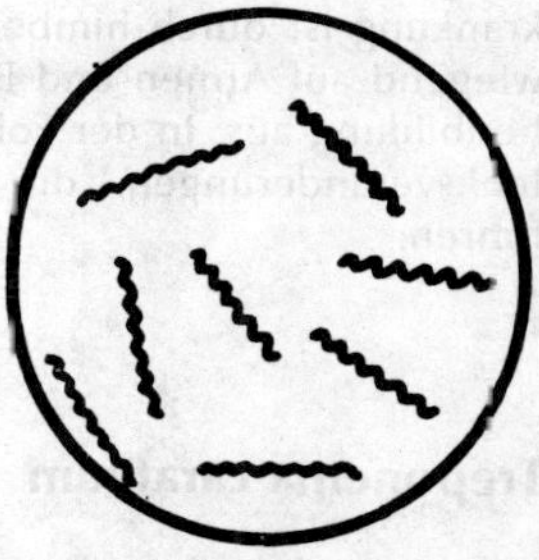

Abb. 18: Treponemen

Treponema pallidum

Über Klinik der Lues siehe Lehrbücher der Pathologie und Dermatologie.

Diagnose

1. Erregernachweis im Dunkelfeld.
2. Wassermannsche Reaktion (Komplementbindungsreaktion).

3. Flockungsreaktionen.
4. TPI (Treponema-pallidum-Immobilisationstest = Nelson-Test).
5. Fluoreszenzserologischer Nachweis (FTA-Test).

Epidemiologie

Die Lues tritt in „zivilisierten" Ländern vorwiegend als Geschlechtskrankheit auf. Da T. pallidum sehr empfindlich gegen Austrocknung ist, kommt es nur gelegentlich zu indirekter Übertragung.
In „Entwicklungsländern" verursachen diese Erreger die endemische Lues (Bejel), welche keine Geschlechtskrankheit, sondern eine Kinderkrankheit ist. Die Übertragung geschieht durch Schmutz- oder Schmierinfektion.

Prophylaxe

Erfassung kranker Menschen und Behandlung (auch unter Zwang).

Treponema pertenue

Erreger der Frambösie. Diese in tropischen Ländern vorkommende Erkrankung ist durch himbeerartige Papeln (framboise = Himbeere) vorwiegend auf Armen und Beinen charakterisiert. Diese heilen ohne Narbenbildung aus. In der Folge kommt es zu schweren Knochen- und Gelenksveränderungen, die zu Spontanfrakturen und Deformierungen führen.

Treponema carateum

Der Erreger der Pinta, T. carateum, führt zu chronischen Entzündungen der Haut, vorwiegend bei dunkelhäutigen Rassen.

Tertiäre Verlaufsformen sind nicht nur bei Lues, sondern auch bei Frambösie und Pinta bekannt.

Leptospira

Leptospiren sind flexible Schrauben mit zahlreichen feinen Windungen. An den Enden sind sie „kleiderbügelartig" gebogen. Die Darstellung erfolgt im Dunkelfeld. Sie sind nur in besonderen Nährmedien mit Serumzusatz (Korthof-Medium) kultivierbar. Heute unterscheidet man 14 verschiedene Serogruppen mit 87 Serotypen. Jedoch sind nicht alle Leptospiren menschenpathogen.

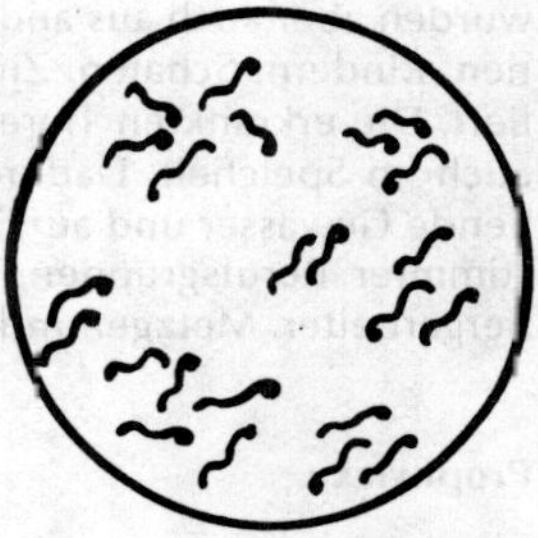

Abb. 19: Leptospiren

Klinik

Die durch kleine Hautdefekte oder Schleimhäute aktiv eindringenden Leptospiren rufen verschieden schwere Krankheitsbilder hervor. Nach einer Inkubationszeit von 7 bis 14 Tagen tritt plötzlich hohes Fieber mit Schüttelfrost, Kopf- und Muskelschmerzen (besonders Wadenmuskulatur) auf (1. Phase = transitorische Leptospirämie). Nach einem fieberfreien Intervall von einigen Tagen treten nun verschiedene Symptome auf, je nachdem, welches Organ oder Organsystem befallen ist (2. Phase = Organbefall):
a) Meningitis serosa,
b) Hepatitis mit Ikterus,
c) Nephritis.

Diagnose

1. E r r e g e r n a c h w e i s in der ersten Woche aus Liquor, Blut oder Organteilen:
a) direkt im Dunkelfeld-Mikroskop,
b) kulturell,
c) im Tierversuch.
2. A n t i k ö r p e r n a c h w e i s ab der zweiten Woche (ALR = Agglutinations-Lysis-Reaktion, Komplementbindungsreaktion).

Therapie

Tetracycline.

Epidemiologie

Leptospirosen sind typische Z o o n o s e n und weltweit verbreitet. Die Übertragung von Mensch zu Mensch ist nicht bekannt. Jede Leptospirenart hat bestimmte tierische Träger. So kommen fast alle Nagetiere, aber insbesondere Ratten und Mäuse, als Infektionsquelle in Frage. Daneben wurden aber auch aus anderen Tieren, wie z. B. Hunden, Pferden, Schweinen, Rindern, Schafen, Ziegen, Eseln, Katzen und Igeln, Leptospiren isoliert. Die erkrankten Tiere scheiden die Leptospiren im Harn aus (Hunde auch im Speichel). Dadurch gelangen die Leptospiren in Abwässer, stehende Gewässer und auf Felder; so infizieren sich besonders Arbeiter bestimmter Berufsgruppen, wie Feldarbeiter, Rattenfänger, Kanalarbeiter, Bergarbeiter, Metzger und Tierärzte.

Prophylaxe

1. Bekämpfung von Ratten und Mäusen.
2. Vorsichtsmaßnahmen bei Arbeitern gefährdeter Berufsgruppen.
3. Schutzimpfung bei besonders gefährdeten Menschen und Nutztieren.

IV. Allgemeine Virologie

Das Wort „Virus“ hatte ursprünglich die Bedeutung „Gift“, wobei ganz allgemein darunter eine Substanz verstanden wurde, die selbst unbekannt war und pathogene Eigenschaften aufwies.

Schon 1890 hatte Robert Koch die Existenz von Krankheitserregern geahnt, die nicht den Bakterien zuzuordnen und mit den damals bekannten Züchtungsmethoden nicht nachweisbar waren. 1886 erkannte Mayer, daß die Tabakmosaikkrankheit, eine Erkrankung der Tabakblätter, übertragbar ist. 1892 zeigte Iwanowski, daß der durch bakteriendichte Filter filtrierte Preßsaft der kranken Blätter für gesunde Tabakpflanzen infektiös ist. 1897 bewiesen Löffler und Frosch, daß die Maul- und Klauenseuche durch eine Substanz übertragen wird, die ebenfalls durch bakteriendichte Filter nicht zurückgehalten werden kann. Im Anschluß an diese grundlegenden Entdeckungen machte die Virologie eine stete Entwicklung durch.

Die historische Entwicklung der Virologie zeigt, daß eine besondere Eigenschaft der Viruspartikelchen von Anfang an auffallend war und auch als erste erkannt wurde: ihre Kleinheit. Der Durchmesser von Viren wird auch in $m\mu \left(= \frac{1}{1000}\,\mu\right)$ angegeben. Da $1\,\mu$ wiederum $\frac{1}{1000}$ mm entspricht, ist $1\,m\mu$ der millionste Teil eines Millimeters. Viren können eine sehr unterschiedliche Größe haben; in alten Lehrbüchern wurden früher Viren auch in kleine, mittlere und große Viren eingeteilt.

Mit der Entwicklung der Virologie wurden immer mehr Krankheiten (mit verschiedenen klinischen Bildern) als virusbedingt entlarvt und eine Einteilung nach klinischen Gesichtspunkten geschaffen. Man unterschied Viren, die Allgemeinerkrankungen hervorriefen, andere, die Hauterkrankungen, Erkrankungen des peripheren oder zentralen Nervensystems, der Augen, der Atmungsorgane, der inneren Organe, von Drüsen hervorriefen oder Tumore erzeugten. Eine große Anzahl von Viren sind für tierische und pflanzliche Lebewesen oder Mikroorganismen pathogen. Für die ärztliche Diagnostik und Differentialdiagnostik mag dies von Bedeutung sein.

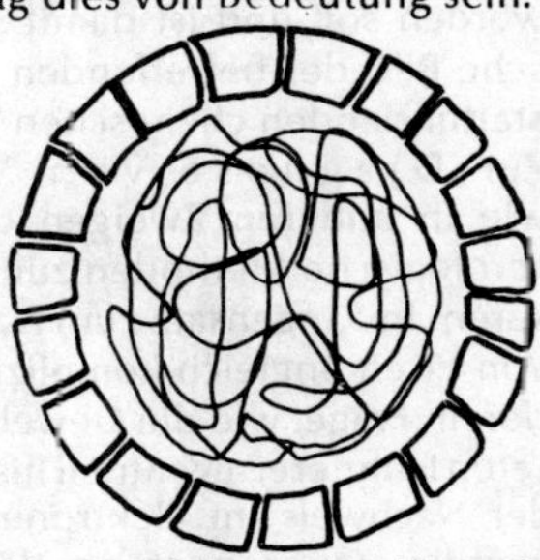

Abb. 20: Schema des Virusaufbaues. Die Hülle (Capsid) ist aus Bausteinen (Capsomeren) aufgebaut. Im Inneren des Virus befindet sich infektiöse Nukleinsäure (Core).

Eine moderne Einteilung von Viren muß aber auch ihren inneren chemischen Aufbau und ihre biologischen Eigenschaften berücksichtigen. Ganz allgemein bestehen Viren aus einem inneren Anteil und einer äußeren Hülle. Im Inneren befindet sich die sehr empfindliche und für die Infektiosität des Virus verantwortliche Nukleinsäure. Diese Nukleinsäure ist eine besonders gebaute chemische Substanz. Sie ist aus Phosphorsäuren, verschiedenen Basen und Zuckern zusammengesetzt. Je nach dem Zuckerbestandteil findet man entweder eine Ribonukleinsäure (RNS) oder eine Desoxyribonukleinsäure (DNS). Außen ist diese Nukleinsäure von Eiweiß umgeben, welches eine Art Kapsel (= Capsid) bildet. Beide

Teile zusammen sind das Nukleocapsid. Der Eiweißteil hat die Aufgabe, die empfindliche Nukleinsäure zu schützen. Er ist für die Anlagerung des Virus an eine Zelle verantwortlich. Gegen diesen Eiweißmantel sind auch die Abwehrmaßnahmen des Körpers (Antikörper und Lymphozyten) gerichtet. Die Untereinheiten des Eiweißmantels sind so regelmäßig geformt, daß manche Viruspartikelchen ein kristallähnliches Aussehen haben. Das ganze Partikelchen wird oft noch von einer Außenhülle umgeben; dieses komplexe Gebilde stellt nun die reife infektiöse Viruseinheit, auch Virion genannt, dar.

Viren vermehren sich nicht selbständig. Sie sind als leblose chemische Gebilde denkbar. Viren haben keinen eigenen Stoffwechsel und keine Fermente, die für einen energieaufbauenden Stoffwechsel nötig sind. Die Vermehrung von Viruspartikelchen wird durch die Zellen besorgt, in die Viren eingedrungen sind. Normalerweise produzieren Zellen alle Aufbaustoffe, die zu ihrer Lebenstätigkeit nötig sind. Dringen aber Viruspartikel in sie ein, so begehen diese Zellen einen grundlegenden und oft für sie tödlichen Fehler: Sie erkennen die Viren nicht als körperfremde Substanzen, sondern akzeptieren sie wie zelleigene Gebilde; und nach dem Muster, der Vorlage bzw. Matrize dieser Viruspartikel werden anstelle von zelleigenen Aufbaustoffen neue Viren produziert (daher auch die Bezeichnung „Matrizentheorie", die zur Erklärung der Virusvermehrung dienen soll). Durch das Entstehen von toxischen Produkten geht die Zelle schließlich zugrunde. Von der Art der geschädigten bzw. vernichteten Zellen ist daher auch das klinische Bild abhängig.

Die Außenhülle des Virus ist für das Haften an der Zelle verantwortlich; die Virusvermehrung durch die Zelle und letztlich die Zellschädigung sind durch den eingedrungenen „Kern" des Virus, also die Nukleinsäure, bedingt. Die Außenhülle sucht also die Art der Zelle aus, die infiziert werden soll und ist damit sehr wesentlich mitbestimmend für das klinische Bild der betreffenden Virusinfektion. Auf die Darstellung der dabei stattfindenden chemischen Vorgänge soll hier verzichtet werden.

Zur Diagnose von Viruserkrankungen dienen, ähnlich wie in anderen Zweigen der Mikrobiologie, der Erregernachweis und serologische Methoden zum Nachweis von Antikörpern in den Patientenseren. Im Gegensatz zum Nachweis von Bakterien ist jedoch die Züchtung von Viren ungleich komplizierter. Es kommen dafür verschiedene Methoden in Frage, wie die Gewebekulturen, Tierversuche, Züchtung im bebrüteten Hühnerei, eventuell histologische Untersuchungen, beziehungsweise der Nachweis im Elektronenmikroskop. Alle diese Methoden sind aufwendig, teuer oder an das Vorhandensein bestimmter Einrichtungen gebunden. Während der Bakteriologe mit einigen wenigen, meist nicht allzu teuren Nährböden das Auslangen findet, ist die Arbeit des Virologen wesentlich komplizierter. Die verschiedenen Arten von Viren wachsen nicht auf einheitlichen Nährböden, sondern sind meist auf spezielle Gewebekulturen angewiesen, deren Herstellung bestimmte Techniken erfordert. Es hat sich sogar mit Rücksicht auf Kosten und Zeitaufwand als günstig erwiesen, daß einzelne Laboratorien auf bestimmte Virusarten spezialisiert sind. Aus diesem Grund ist es wichtig, bei Einsendung von Untersuchungsmaterial die Untersuchung bereits in eine gewisse Richtung zu lenken und eine konkrete Fragestellung mitzusenden. Es ist völlig sinnlos, auf dem Überweisungsschein die Diagnose als „fraglichen Virusinfekt" anzugeben und eine Untersuchung „auf alle Viren, die in Frage kommen" zu verlangen. Derartige diagnostische Bemühungen sind von vornherein zum Scheitern verurteilt.

Zum Antikörpernachweis stehen verschiedene serologische Methoden zur Verfügung; es sind dies zumeist:

Komplementbindungsreaktionen (KBR), Neutralisationsteste und Hämagglutinationshemmteste. Über KBR wird im Rahmen der Serologie (siehe Seite 157) berichtet.

Mit Hilfe von Neutralisationstesten werden die virusneutralisierenden Antikörper nachgewiesen. Im wesentlichen erkennt man bei diesem Test die Anwesenheit von Antikörpern daran, daß das Patientenserum die Wirksamkeit von Viren aufheben beziehungsweise beeinträchtigen kann, wenn also bestimmte Viren nach Einwirkung des Patientenserums nicht mehr imstande sind, in Gewebekulturen einen cytopathischen Effekt (siehe unten) hervorzurufen bzw. im Tierversuch eine Erkrankung und den Tod von Versuchstieren zu bewirken. Der Hämagglutinationshemmtest beruht darauf, daß manche Viren eine Zusammenballung von roten Blutkörperchen bestimmter Tierarten (Hämagglutination) bewirken; wenn dieses Phänomen durch Patientenseren in spezifischer Weise aufhebbar ist, so spricht dies ebenfalls für die Gegenwart sogenannter „hämagglutinationshemmender" Antikörper.

Im Zuge einer serologischen Diagnostik zum Nachweis von Antikörpern ist es nötig, mehrere Serumproben im Abstand von je einer Woche einzusenden, um Titeranstiege feststellen zu können.

Zusammenfassend haben Viren folgende Eigenschaften, die sie grundlegend von allen übrigen Mikroorganismen unterscheiden:

1. Sie sind meist sehr klein (werden gemessen in mμ; Darstellung durch besondere Mikroskope, die eine sehr starke Vergrößerung ermöglichen, wie Elektronenmikroskope).

2. Sie haben keinen eigenen Stoffwechsel und können sich nicht selbst vermehren, sondern „werden vermehrt". Dazu sind lebende Zellen notwendig. Die Züchtung von Viren kann daher nicht auf toten Nährböden, wie Agar, oder in Nährbouillon erfolgen. Sie geschieht in der Zellgewebekultur, im bebrüteten Hühnerei oder im Versuchstier, z. B. in der Maus oder im Meerschweinchen. Wie im lebenden Körper können auch in der Gewebekultur im Verlauf der Virusvermehrung Zellen geschädigt und die geschädigten Bezirke mikroskopisch beobachtet werden. Man spricht dann von einem durch Viren hervorgerufenen „cytopathischen Effekt".

3. Viruserkrankungen können nicht mit den üblichen Antibiotika und Chemotherapeutika behandelt werden. Die meisten Antibiotika und Chemotherapeutika sind dadurch wirksam, daß sie in den Stoffwechsel von Mikroorganismen eingreifen. Da Viren aber keinen eigenen Stoffwechsel haben, können sie auf diese Weise auch nicht beeinflußt werden. Die medizinische Forschung bemüht sich zwar um die Herstellung antiviraler Medikamente. Der große Durchbruch ist aber hier noch nicht gelungen.

V. Spezielle Virologie

Eine moderne, vereinfachte Einteilung der für den Menschen bedeutsamen Viren erfolgt unter Berücksichtigung ihrer chemischen Zusammensetzung und ihres Aufbaues.

Tabelle 4: Nukleinsäure und Größe einiger Viren

Virus		Nukleinsäure	Größe in mμ
1. Picorna-Viren:	Rhino-Viren	RNS	20
	Entero-Viren		
	Poliomyelitis-Viren	RNS	30
	Coxsackie-Viren	RNS	24
	Echo-Viren	RNS	28
	Reo-Viren	RNS	65
2. Arbo-Viren		RNS	30—90
3. Myxo-Viren und Paramyxo-Viren		RNS	100
4. Adeno-Viren		DNS	80
5. Herpes-Gruppe, Varizellen-Zoster		DNS	120
6. Pox-Gruppe		DNS	200x300
7. Weitere Viren:	Hepatitis-Viren		10—20?
	Tollwut-Viren	RNS	150

Picorna-Viren

Rhino-Viren

Rhino-Viren gehören mit den Entero-Viren zur Gruppe der Picorna-Viren. Es gibt zahlreiche, zum Teil nicht durchuntersuchte Stämme. Erreger des „Schnupfens".

Klinik

Nach einem bis drei Tagen Inkubationszeit kommt es zu Entzündungen des Nasen-Rachen-Raumes. Bei Kindern manchmal auch Bronchitis und

Bronchopneumonie. Allerdings können diese Symptome auch durch andere Erreger (Viren, Bakterien) und sogar durch unbelebte Substanzen hervorgerufen werden.

Therapie

Nur symptomatische Maßnahmen; bei bakteriellen Misch- oder Sekundärinfektionen sind Chemotherapeutika oder Antibiotika nötig. Impfprophylaxe derzeit nicht möglich.

Entero-Viren

Poliomyelitis-Viren (Erreger der Kinderlähmung)

Sie gehören zu den kleinen Viren und sind auf verschiedenen Arten von Gewebekulturen züchtbar; für Menschen und Affen pathogen. Man unterscheidet drei Typen: Typ I, II, III. Die Erkrankung wurde von Heine 1840 und Medin 1890 beschrieben (daher auch Heine-Medinsche Erkrankung).

Pathogenese

Geringe Erkrankungswahrscheinlichkeit (Kontagionsindex unter einem Prozent). Durch Anstrengungen, sportliche Leistungen kann aber eine latente Infektion manifest werden. Auch kann eine Tonsillektomie einen Einfluß auf den Ausbruch der Erkrankung haben (direkter Transport ins Zentralnervensystem?). Primär werden die Vorderhornganglienzellen des Rückenmarks befallen. Ihr Ausfall bedingt die Lähmungen (bei Schädigung eines Drittels der für den Bereich zuständigen Ganglienzellen).

Klinik

Typisch ist ein zweigipfeliger Fiebertyp (kamelartiger Fiebertyp), entsprechend der 1. und 2. Phase der Erkrankung. Dies ist ein Phänomen, das bei fast allen Viruserkrankungen gefunden wird. In der 1. Phase treten uncharakteristisches Fieber, Abgeschlagenheit, eventuell Magen- und Darmbeschwerden auf, die 2. Phase beginnt mit Kopfschmerzen, Nackensteifigkeit, später können Lähmungen folgen. Die Inkubationszeit ist nicht genau feststellbar. Von der Infektion bis zur Phase II verstreichen meist zwei bis drei Wochen.

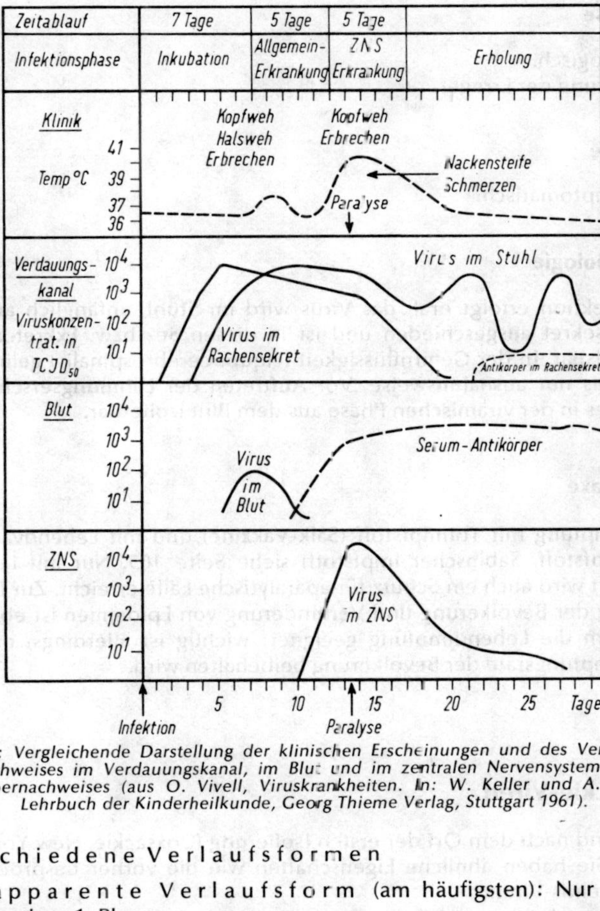

Abb. 21: Vergleichende Darstellung der klinischen Erscheinungen und des Verlaufs des Virusnachweises im Verdauungskanal, im Blut und im zentralen Nervensystem und des Antikörpernachweises (aus O. Vivell, Viruskrankheiten. In: W. Keller und A. Wiskott, Lehrbuch der Kinderheilkunde, Georg Thieme Verlag, Stuttgart 1961).

Verschiedene Verlaufsformen

1. Inapparente Verlaufsform (am häufigsten): Nur Ausbildung einer 1. Phase.
2. Abortivformen: Die Erkrankung bleibt am Beginn der 2. Phase stehen. Es kommt zu Fieber, Kopfschmerzen, Nackensteifigkeit, aber zu keinen Lähmungen (aparalytische Form).
3. Paralytische Form: Auftreten von Lähmungen. Diese können überall auftreten, an den unteren Extremitäten etwas häufiger als an den oberen. Obere Extremitäten bzw. Schultergürtel sind häufiger bei anderen Viruserkrankungen, z. B. FSME (siehe Arbo-Viren), befallen.
4. Bulbäre Formen: Aufsteigende Lähmung; der Prozeß steigt bis zum verlängerten Mark auf, dadurch Lähmung des Atemzentrums und Tod.

Diagnose

1. Serologisch.
2. Züchtung der Erreger.

Therapie

Nur symptomatisch.

Epidemiologie

Die Infektion erfolgt oral, das Virus wird im Stuhl, anfänglich auch im Rachensekret ausgeschieden und ist in diesen Se- bzw. Exkreten auch nachweisbar. In der Gehirnflüssigkeit (Liquor cerebrospinalis) gelingt der Nachweis nur ausnahmsweise. Vor Auftreten der Lähmungserscheinungen ist es in der virämischen Phase aus dem Blut isolierbar.

Prophylaxe

Über Impfung mit Totimpfstoff (Salk-Vakzine) und mit Lebendvakzinen (Oralimpfstoff, Sabinscher Impfstoff) siehe Seite 165. Nur mit Lebendimpfstoff wird auch ein Schutz für aparalytische Fälle erreicht. Zur Durchimpfung der Bevölkerung und Verhinderung von Epidemien ist ebenfalls vor allem die Lebendimpfung geeignet; wichtig ist allerdings, daß die Durchimpfungsrate der Bevölkerung beibehalten wird.

Coxsackie-Viren

Diese sind nach dem Ort der ersten Isolierung (Coxsackie, New York) benannt. Sie haben ähnliche Eigenschaften wie die vorher besprochenen Poliomyelitis-Viren.
Man unterscheidet zwei Gruppen von Erregern; Gruppe A und Gruppe B, von denen jede noch verschiedene Typen enthält. Diese sind im Tierversuch durch verschiedenartige histologische Veränderungen in der Saugmaus unterscheidbar. Auch ist das Verhalten in Gewebekulturen unterschiedlich.

Klinik

Nach einer Inkubationszeit von zwei bis zwölf Tagen treten z w e i E r k r a n k u n g s t y p e n auf:

Gruppe A: Herpangina.
Am Gaumenboden, an den Mandeln, eventuell an der Zunge zeigen sich Bläschen, die bald zu kleinen Geschwüren werden.

Gruppe B: Pleurodynie (Bornholmer Krankheit).
Durch eine fieberhafte Erkrankung vorwiegend der Brustmuskulatur kommt es zu Schmerzen beim tiefen Atmen. Dies ist nicht zu verwechseln mit einer Rippenfellentzündung. Selten sind auch andere Muskelpartien befallen. Als Komplikationen können eine Meningitis oder Myocarditis bei Erwachsenen und bei Neugeborenen eine Encephalomyocarditis, die rasch zum Tode führt, hinzukommen. Besonders letztere kann auf Neugeborenenstationen im Rahmen eines Hospitalismus auftreten.

Diagnose

Erregernachweis, eventuell serologisch.

Therapie

Nur symptomatisch.

Epidemiologie

Orale Infektion; Ausscheidung im Stuhl und Rachensekret. Gehäuftes Vorkommen bei Wetterwechsel (kalt — warm).

Echo-Viren

Echo-Viren sind ebenfalls kleine Viren und zeigen ähnliche Eigenschaften wie alle übrigen Entero-Viren. Man unterscheidet 31 Typen.

Klinik

Früher wurden diese Viren für apathogen gehalten. Sie können aber Darmbeschwerden und Durchfälle, besonders bei Kindern, und auch grippeähnliche Symptome (Sommergrippe) sowie Hautausschläge verursachen. Seltener wird eine Meningitis durch Echo-Viren hervorgerufen.

Reo-Viren

Reo-Viren wurden früher zu den Echo-Viren gerechnet, sind aber etwas größer als diese. Sie können möglicherweise Durchfälle, Darmbeschwerden und Erkrankungen der Luftwege hervorrufen.

Arbo-Viren

Der Name Arbo-Viren ist eine Abkürzung, die andeuten soll, daß es sich um Viren handelt, die durch Arthropoden (Gliederfüßler) übertragen werden. In diesen kommt es auch zur Vermehrung ohne Schädigung der Gliederfüßler. Die Erreger werden durch den Biß z. B. einer Stechmücke oder einer Zecke auf Mensch oder Tier übertragen. Direkte Infektionswege durch Kontakt und indirekte Übertragungen, z. B. durch Gegenstände, sind nicht möglich; eventuell ist eine Übertragung durch direkte Transfusion virämischen Blutes denkbar. Die Einteilung erfolgt in zahlreiche Gruppen, die mit den Buchstaben A, B, C und zum Teil mit Eigennamen bezeichnet werden; eine weitere Gruppe enthält nichtklassifizierte Viren. Die Arbo-Viren gehören zu den kleinen Viren. Die Züchtung erfolgt im Versuchstier (Maus), auf Gewebekulturen und eventuell im bebrüteten Hühnerei.
Unter anderem führen die zahlreichen Virusstämme der verschiedenen Gruppen häufig zu Gehirnentzündungen (Enzephalitiden).
Hier sollen nur zwei Viruserkrankungen der Gruppe B erwähnt werden: das Gelbfieber und die Frühsommer-Meningo-Enzephalitis (FSME). Letztere gehört zu den Erkrankungen des TBE-Komplexes, also zu den Arbo-Viruskrankheiten, die durch Zecken übertragen werden.

Gelbfieber

Klinik

Die Inkubationszeit beträgt drei bis vier Tage. Im ersten Stadium kommt es zu Fieber und Abgeschlagenheit; das Gesicht ist gerötet. Nach kurzfristigem Absinken der Temperatur erfolgt ein neuerlicher Fieberanstieg zum zweiten Stadium mit Erbrechen, blutigen Durchfällen, Blässe, eventuell Hautblutungen und Gelbsucht, schließlich Nierenversagen.

Diagnose

Klinisch, eventuell Leberpunktion und histologische Untersuchung (liefert nur Anhaltspunkte). Tierversuch und eventuell serologisch.

Epidemiologie

Die Übertragung erfolgt durch den Stich von Moskitos. Endemiezonen sind in Mittelafrika (quer durch Afrika ziehender Streifen nördlich und südlich des Äquators), in nördlichen Teilen Südamerikas und zum Teil in Mittelamerika (Panama — mit Ausnahme der Kanalzone).

Man unterscheidet ein Städte- und ein Dschungelgelbfieber. Im ersteren Fall erfolgt die Übertragung vom Menschen über die Mücke zum Menschen. Brutplätze der Mücke sind Schuttplätze mit stehendem Wasser, Tümpel, Mülltonnen usw. Bei der Entstehung des Dschungelgelbfiebers ist der Mensch eine Seitenkette, das Virus wird an-

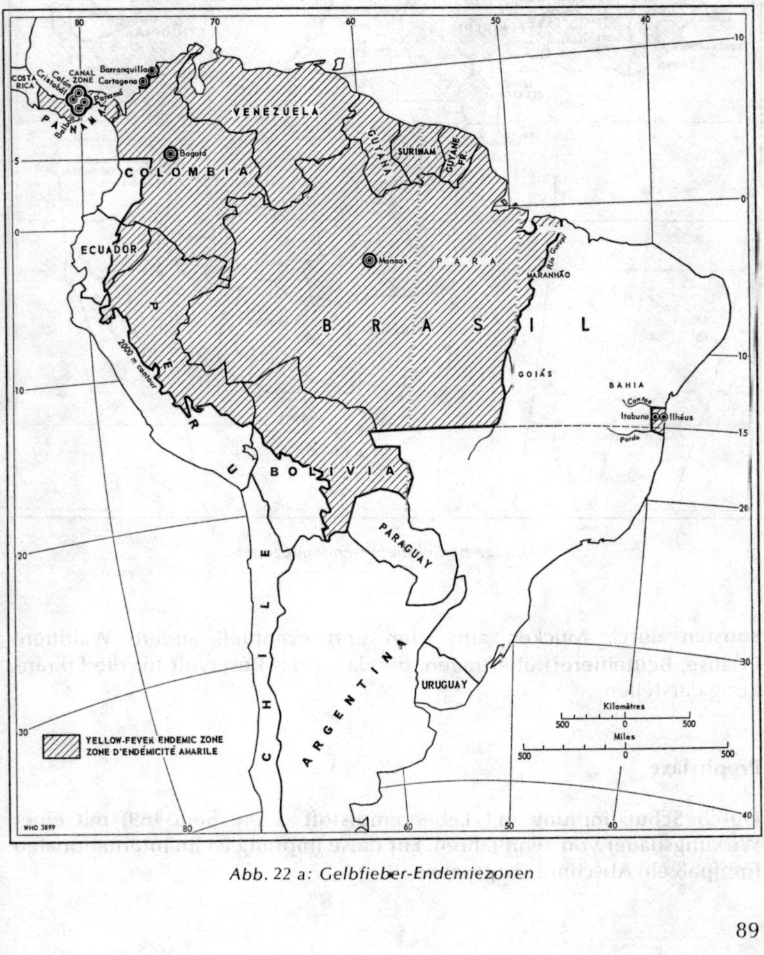

Abb. 22 a: Gelbfieber-Endemiezonen

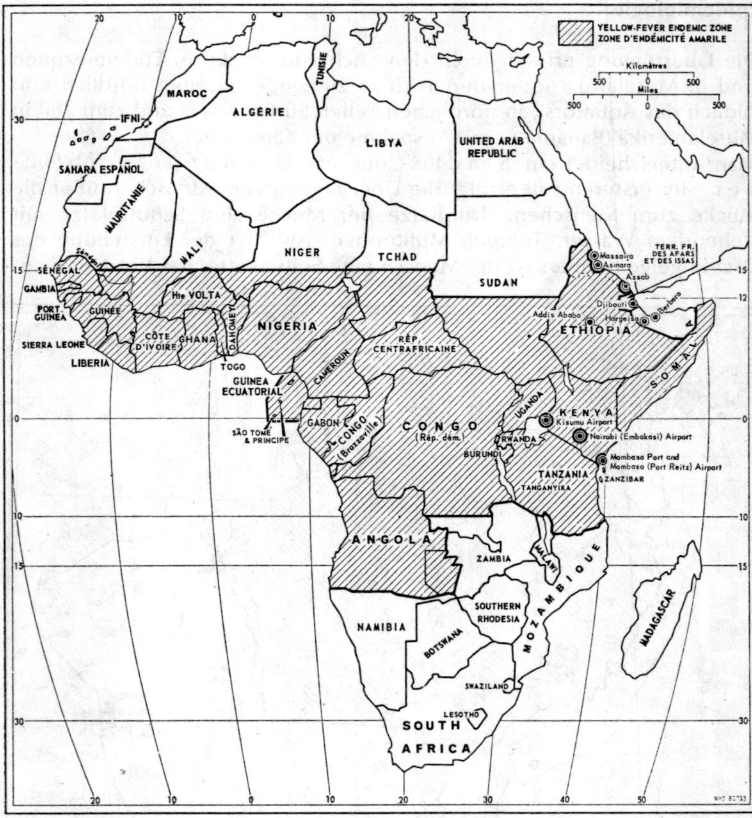

Abb. 22 b: Gelbfieber-Endemiezonen

sonsten durch Mücken auf Affen und eventuell andere Waldtiere (Mäuse, Beuteltiere?) übertragen, die damit das Reservoir für die Erkrankung darstellen.

Prophylaxe

Durch Schutzimpfung mit Lebendimpfstoff (siehe Seite 169) mit einer Wirkungsdauer von zehn Jahren. Für diese Impfung ist im internationalen Impfpaß ein Abschnitt vorgesehen.

Frühsommer-Meningo-Enzephalitis-Virus (FSME)

Klinik

Wie bei vielen Viruserkrankungen unterscheidet man zwei Phasen; nach einer Inkubationszeit von 7 bis 14 Tagen beginnt die einige Tage dauernde 1. Phase mit uncharakteristischem Fieber, Abgeschlagenheit, Gelenks- und Muskelschmerzen. Im Anschluß an ein ca. achttägiges symptomfreies Intervall tritt die 2. Phase auf. Diese kann in verschiedenen Formen auftreten:

Meningitische Form,
enzephalitische Form und
Lähmungsform (paralytische Form),

wobei es auch ähnlich wie bei Kinderlähmung zu aufsteigenden Prozessen mit Atemlähmung kommen kann. Lähmungen, eventuell auch Spätlähmungen, treten vor allem im Bereich des Schultergürtels auf.

Diagnose

Die Diagnose der FSME wird meist serologisch gestellt (Hämagglutinationshemmtest und Neutralisationstest). Um steigende Titer feststellen zu können, ist eine zweimalige Einsendung des Patientenserums erforderlich.

Epidemiologie

Die Erkrankung kommt in Südschweden, Südfinnland sowie in östlichen Teilen Mitteleuropas vor. In Österreich finden sich Endemiezonen im Burgenland, im östlichen Niederösterreich, in der Steiermark und in Kärnten. Es ist eine jahreszeitliche Häufung (Mai, Juni, Juli) mit einem Spätgipfel im Oktober zu beobachten. Das Virusreservoir sind kleine Nager, eventuell auch größere Säugetiere. Die Ansteckung erfolgt durch Zeckenstich, aber auch durch den Genuß roher Kuh- und Ziegenmilch. Diese Tiere scheiden nämlich das Virus im Stadium der Virämie in der Milch aus.

Prophylaxe

An der Herstellung von Impfstoffen wird gearbeitet, derzeit stehen aber keine zur Verfügung. Eine passive Immunisierung ist mit Hilfe von Rekonvaleszentenserum, in letzter Zeit mit Anti-FSME-Globulin möglich (aus Rekonvaleszentenseren hergestellt). Es kann an besonders exponierte Personen, eventuell auch noch während der Inkubationszeit, verabreicht werden. Mit Eintritt der 2. Phase ist die passive Immunisierung therapeutisch wertlos.

Myxo-Viren

Influenza-Viren

Influenza-Viren sind mittelgroße Viren, die die Eigenschaft haben, Erythrozyten verschiedener Tierarten zu agglutinieren (Hämagglutination). Die Züchtung erfolgt im bebrüteten Hühnerei, auf verschiedenen Gewebekulturen und eventuell im Versuchstier. Entsprechend ihrem Aufbau (Gehalt an verschiedenen Substanzen) können drei Typen, A, B und C, unterschieden werden.

Besonders innerhalb der Type A entstanden im Laufe der Zeit mehrere Subtypen (A, A prime, A_1, A_2). Aber auch innerhalb der Subtypen kommt es immer wieder zu kleineren Veränderungen, ohne daß es notwendig ist, den neu isolierten Stamm in einen neuen Subtyp einzuordnen. So sind z. B. A_2-Stämme aus dem Jahre 1957 deutlich verschieden von denen des Jahres 1967, obwohl noch immer deutliche Antigengemeinschaften vorhanden sind. Auch der im Jahre 1968 erstmals aufgetauchte Stamm Hongkong ist noch dem Subtyp A_2 zuzurechnen. Obwohl hier weitgehend neue Antigene vorhanden sind, bestehen doch noch Antigengemeinschaften mit bereits bekannten A_2-Stämmen.

Klinik

Nach einer Inkubationszeit von Stunden bis einigen Tagen kommt es zu Fieber, Abgeschlagenheit und Krankheitserscheinungen des Atmungstraktes (Rachenkatarrh, Entzündung der Luftröhre und der Bronchien).

Als Komplikation kann eine Lungenentzündung, die als Viruspneumonie auftritt und dann einen hartnäckigen und schweren Verlauf nimmt, hinzukommen. Diese kann aber auch durch bakterielle Mischinfektion bedingt sein und spricht dann auf Antibiotika gut an.

Mischinfektionen spielen überhaupt eine nicht unbedeutende Rolle bei Erkältungskrankheiten, weshalb ein Therapieversuch mit Chemotherapeutika und Antibiotika in solchen Fällen unternommen werden kann. Als Begleitbakterien kommen in Frage Pneumokokken, Streptokokken, H. influenzae und Staphylokokken.

Vor allem bei älteren Leuten sind Komplikationen von seiten des Kreislaufes gefährlich. Enzephalitische Grippekomplikationen scheinen in letzter Zeit, wenn überhaupt, dann selten vorzukommen; möglicherweise spielten sie im Jahre 1918 eine Rolle.

Diagnose

1. Züchtung des Virus aus Rachenspülflüssigkeit.
2. Serologisch (Hämagglutinationshemmungstest = Hirst-Test).

Therapie

Symptomatisch. Bei Mischinfektionen: Antibiotika.

Bei Erkrankungen mit A_2-Grippeviren kann als Prophylaktikum in der Inkubationszeit und zu Beginn der Infektion ein Chemotherapeutikum verwendet werden (Adamantanamin).

Epidemiologie

Diese Erkrankung tritt vorwiegend in der kalten Jahreszeit auf und wird wie die meisten Erkältungskrankheiten durch Tröpfcheninfektion übertragen. In Perioden ohne auffallende epidemische Häufung von Influenzafällen beträgt der Anteil der Influenza an Erkältungskrankheiten etwa 15 bis höchstens 20 Prozent. Darüber hinaus kommt es zeitweise zu kleineren oder größeren Epidemien, wobei etwa alle 10 bis 15 Jahre mit einer größeren Epidemiewelle zu rechnen ist, die unter Umständen auch den Charakter einer Pandemie annehmen kann.

Prophylaxe

Impfung mit Totimpfstoff (siehe Seite 168).

Paramyxo-Viren

Para-Influenza-Viren

Para-Influenza-Viren sind den Erregern der Influenza sehr ähnlich. Ursprünglich faßte man sie als eigenen Influenzatyp auf; später wurden sie aber in einer gesonderten Gruppe zusammengefaßt, da sie sich doch in manchen Eigenschaften von Influenza-Viren unterscheiden. Unter anderem sind sie etwas größer. Menschenpathogene Formen befallen vor allem Kinder.

Klinik

Sie verursachen Neugeborenen-Pneumonien, infektiösen Croup oder milde Affektionen der Atemwege.

Epidemiologie

Tröpfcheninfektion. Epidemien, vor allem der pneumonischen Form, sind ebenso wie Einzelfälle bekannt.

Mumps-Viren

Diese sind ebenfalls größer als Influenza-Viren; die Vermehrung erfolgt ebenfalls im bebrüteten Hühnerei und in Zellkulturen.

Klinik

Im Vordergrund steht eine meist beidseitige Schwellung der Ohrspeicheldrüsen; jedoch sind auch abortiv verlaufende Formen bekannt. Aber auch bei diesen findet man eine Schwellung und Rötung der Mündung des Ausführungsganges der Ohrspeicheldrüse im Mund.
Mumps verläuft bei Kindern mild, eventuell mit Komplikationen (meist leicht verlaufende Meningitis). Bei Erwachsenen jedoch treten häufig Komplikationen — auch nach abortiv verlaufenden Formen — auf. Diese sind: Meningitis (seltener Enzephalitis), Hodenentzündung; Eierstockentzündungen sind jedoch eine Seltenheit.

Diagnose

Serologisch.

Masern-Virus

Auch dieses Virus ist etwas größer als Influenza-Viren; es kommt offenbar nur in einer Type vor. Die Vermehrung erfolgt auf einer Vielzahl verschiedener Gewebekulturen.

Klinik

Die Inkubationszeit beträgt neun bis elf Tage. Danach folgt ein Prodromalstadium mit leichtem Fieber, Abgeschlagenheit, Krankheitserscheinungen von seiten der Luftwege und Bindehautkatarrh. Charakteristisch ist ein trockener, manchmal bellender Husten.

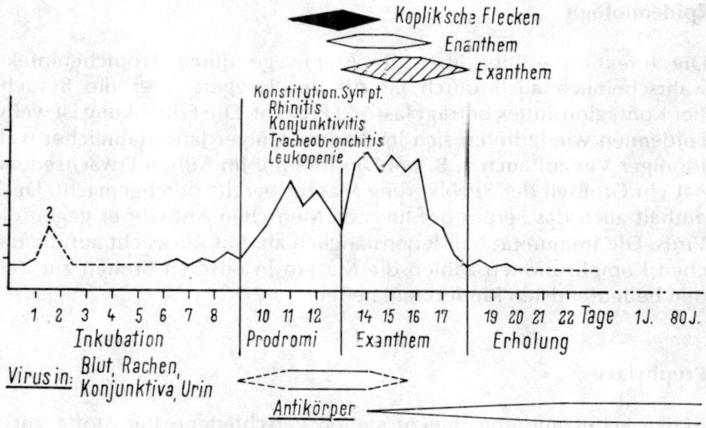

Abb. 23: Infektionsablauf und klinische Erscheinungen bei Masern

Diese Erscheinungen dauern drei bis vier Tage. Am zweiten bis vierten Tag finden sich auch schon „Kopliksche Flecken" (grau-weißliche Stippchen im Bereich der Wangenschleimhaut). An das Prodromalstadium schließt sich das Stadium des Ausschlages (Exanthems) an. Das Exanthem beginnt hinter den Ohren und breitet sich dann relativ rasch über Kopf, Rumpf und Extremitäten aus. Dabei handelt es sich um erst blasse, dann dunkelrote Flecken, die auch leicht erhaben sein können und eventuell zusammenfließen. Die katarrhartigen Erscheinungen, Husten und Bindehautentzündung nehmen zu. In der dritten Woche folgt dann Abblassen und Fieberabfall.

Vor allem bei Kleinkindern sind Komplikationen von seiten der Atemwege häufig; sie zeigen sich als Maserncroup, Bronchitits oder Pneumonie (durch virale und bakterielle Mischinfektion).

Eine Enzephalitis mit einer ungünstigen Prognose (Letalität ca. 20 Prozent) tritt häufiger (1:1000) bei Patienten nach dem sechsten Lebensjahr auf. Als Restzustand findet man oft Defektheilungen mit Intelligenzstörungen.

Diagnose

1. Aus klinischem Bild.
2. Zu Beginn der Krankheit ist das Virus aus Blut oder Rachenspülflüssigkeit züchtbar.
3. Serologisch.

Epidemiologie

Die Infektion erfolgt über die Atemwege durch Tröpfcheninfektion, wahrscheinlich auch durch Eintritt des Erregers über die Bindehaut; der Kontagionsindex beträgt fast 100 Prozent. Die Erkrankung ist weltweit, Epidemien wiederholen sich im Verlauf einiger Jahre (ähnlicher wellenförmiger Verlauf auch z. B. bei Diphtherie). Im frühen Erwachsenenalter hat ein Großteil der Bevölkerung Masern bereits durchgemacht. Deshalb enthält auch das Serum der meisten Menschen Antikörper gegen dieses Virus. Die Immunität hält lebenslänglich an. Mit Rücksicht auf die möglichen Komplikationen zählen die Masern in unseren Breiten zur Zeit zu den bedeutendsten Kinderkrankheiten.

Prophylaxe

Aktive Schutzimpfung, hierzu stehen verschiedene Impfstoffe zur Verfügung: Lebend- und Spalt-(Tot)-Impfstoffe (siehe Seite 167).
Bei Kindern, die Masernkontakt kürzlich hatten, muß, falls sie ungeimpft und nie an Masern erkrankt waren, mit einer Erkrankung gerechnet werden (Kontagionsindex fast 100 Prozent). In solchen Fällen kann durch Injektion von Gammaglobulin (eventuell Hyperimmunglobulin) die Erkrankung verhindert oder zumindest gemildert werden.

Röteln-Virus

Obwohl dieses Virus in manchen Eigenschaften gewisse Ähnlichkeiten mit Myxo- oder Paramyxo-Viren aufweist, wird es derzeit den Toga-Viren zugeordnet.

Klinik

Bei dieser exanthematischen Erkrankung findet man oft eine Vergrößerung der Nackenlymphdrüsen. In der Regel verläuft sie gutartig, Komplikationen, wie z. B. Meningitiden, sind sehr selten.
Die Infektion Schwangerer, besonders im ersten Schwangerschaftsdrittel, kann zu Fruchtschäden, eventuell Abortus, führen. Hatte eine Schwangere während dieser Zeit Kontakt mit Rötelnpatienten, so ist die Verabreichung von Gammaglobulin indiziert (in der zweiten Schwangerschaftshälfte nicht nötig). Ist die Erkrankung bereits ausgebrochen, dann hilft Gammaglobulin nichts mehr. Über Impfung siehe Seite 167.

Adeno-Viren

Adeno-Viren sind mittelgroße Viren, die im Elektronenmikroskop einen besonders schönen kristallähnlichen Aufbau zeigen. Sie sind auf verschiedenen Gewebekulturen züchtbar. Man unterscheidet 31 verschiedene Serotypen.

Klinik

Diese Viren verursachen typische Erkältungskrankheiten mit Fieber, Rachen- und Luftröhrenkatarrh, Husten, Schnupfen und Bindehautkatarrh; auch absteigende Infektionen mit Bronchitis und Pneumonie werden beobachtet. Die meist durch einen besonderen Typ hervorgerufene epidemische Augenentzündung befällt Binde- und Hornhaut (Keratoconjunctivitis epidemica). Einige Virustypen stehen im Zusammenhang mit Tumorwachstum bzw. Hepatitis bei verschiedenen Versuchstieren.

Diagnose

Züchtung aus Rachenspülflüssigkeit, Nasenabstrichen, Augenabstrichen.

Therapie

Nur symptomatisch.

Epidemiologie

Bei den Atemwegserkrankungen erfolgt die Übertragung durch Tröpfcheninfektion; bei der epidemischen Keratoconjunctivitis durch Kontakt (über Tonometer, Augentropfen und -salben bei Augenärzten). Ein Teil der Erkältungskrankheiten ist durch Adeno-Virus-Infekte bedingt. Darüber hinaus sind auch kleine Epidemien (in Lagern, Schulen, Heimen, in der Armee) bekannt. Auch die Augenerkrankung verläuft (meist) epidemisch. Bestimmte Formen der Erkrankungen werden häufig durch bestimmte Serotypen des Erregers hervorgerufen (wie z. B. die Keratoconjunctivitis epidemica fast immer durch Typ 8).

Prophylaxe

Impfstoffe stehen meist nicht zur Verfügung.

Versuchsserien verschiedener Impfstoffe wurden ausprobiert und in manchen Mischimpfstoffen eingesetzt. Gegen eine allgemeine Verwendung wurden aber — vor allem wegen der Beziehung zu Tumoren bei Tieren — Bedenken erhoben.

Die Unterbrechung der Infektionswege in augenärztlichen Ordinationen ist besonders wichtig.

Herpes-Gruppe

Herpes-simplex-Viren

Es handelt sich um mittelgroße Viren mit charakteristischem Aufbau des Nukleocapsids; das Wachstum erfolgt in Gewebekulturen, im Hühnerei und in verschiedenen Versuchstieren.

Pathogenese

Die Infektion ist meist inapparent bzw. latent und erfolgt oft im frühen Kindesalter. In letzterem Fall verbleibt das Virus in den Epithelzellen und verursacht Rezidive. Die Aktivierung des Prozesses, also das Manifestwerden der Infektion, kann durch verschiedene Belastungen des Organismus verursacht werden (fieberhafte Erkrankung, Menstruation, Bestrahlung, mechanische Einwirkungen und sogar psychische Einflüsse).

Klinik

Meist findet man Erkrankungen von Haut oder Schleimhäuten. Am bekanntesten sind die sogenannten „Fieberbläschen" an der Grenze von Haut und Schleimhaut im Bereich des Mundes. Sehr schmerzhaft können auch Veränderungen im Bereich der Mundschleimhaut sein. Eine lebensbedrohliche Form der Erkrankung entsteht bei einer Herpes-Infektion in ekzematös veränderter Haut durch Pflegepersonen oder Autoinokulation. Weiters kann es zu schmerzhaften Hornhautentzündungen oder herpetischen Meningo-Enzephalitiden mit hoher Letalität kommen. Eine Herpes-Sepsis bei Neu- oder Frühgeborenen führt praktisch immer zum Tod.

Diagnose

Die Diagnose wird meist klinisch gestellt.

In Zweifelsfällen (z. B. DD gegen Pocken) kann das Virus elektronenmikroskopisch oder fluoreszenzoptisch dargestellt werden. Die Züchtung erfolgt auf Gewebekulturen (eventuell im Hühnerei). Weitere diagnostische Möglichkeiten bieten Tierversuch und Serologie.

Varizellen-Zoster-Virus

In Bläschen von Herpes zoster (Gürtelrose) und Varizellen (Feuchtblattern) finden sich mittelgroße Viren, die miteinander identisch sind. Sie sind auf Gewebekulturen züchtbar.

Klinik

1. Feuchtblattern oder Windpocken (Varizellen)

Nach einer Inkubationszeit von 12 bis 16 Tagen kommt es nach einem kurzen Vorstadium mit Müdigkeit und gestörtem Wohlbefinden zu den typischen Hautveränderungen: Flecken und Papeln, später Bläschen und Pusteln, die schubweise an verschiedenen Stellen auftreten. Infolge verschiedener Schübe befinden sich die Effloreszenzen nicht im selben Stadium; es können beispielsweise Herde mit Bläschen, an einer anderen Hautstelle wieder verkrustete Effloreszenzen gefunden werden. Zusätzlich besteht starker Juckreiz. In der Regel erfolgt keine Narbenbildung. Komplikationen in Form von Enzephalitiden sind selten.
Das oben erwähnte „bunte" Bild ermöglicht die klinische Differentialdiagnose gegenüber Pocken. Diese kann durch laboratoriumstechnische Maßnahmen (z. B. Elektronenmikroskopie) gesichert werden.

2. Gürtelrose (Herpes zoster)

Die Inkubationszeit beträgt 7 bis 14 Tage. Der meist halbseitige Bläschenausschlag folgt dem Verlauf von sensorischen Nerven. In diesem Bereich bestehen starke Schmerzen, die auch den Hautveränderungen vorausgehen können. Dadurch besteht auch die Möglichkeit von Fehldiagnosen (z. B. akutes Abdomen, Appendicitis). Ein Befall des Auges (Zoster ophthalmicus) kann zur Erblindung führen.
Selten kann es zusätzlich zu Lähmungen bzw. Meningo-Enzephalitiden kommen. Leichte Formen verlaufen ohne Bläschenausbildung, schwere Formen mit Blutungen und Nekrosen im Bereich der Bläschen. Ein Herpes zoster kann auch eine Sekundärerscheinung bei bestehenden Neoplasmen und lymphatischen Leukämien sein.

Diagnose

1. Klinisch.
2. Erregerisolierung aus Bläschen im Zweifelsfall.
3. Serologisch.

Epidemiologie

Die Infektion erfolgt über die Schleimhäute der oberen Luftwege (Tröpfcheninfektion), eventuell durch direkten Kontakt. Bei Erstinfektion kommt es zu Feuchtblattern, bei Reinfektion im teilweise immunen Organismus zur Gürtelrose.

Zytomegalie-Virus

Das Zytomegalie-Virus wird ebenfalls zur Gruppe der Herpes-Viren gerechnet und ist der Erreger der „Speicheldrüsenkrankheit". Man unterscheidet eine angeborene und eine nach der Geburt erworbene Form dieser Erkrankung.

Klinik

Bei der angeborenen Form sind zahlreiche innere Organe befallen (Leber, Milz, Zentralnervensystem, Lunge und Auge). Erfolgt die Infektion nach der Geburt, so sind nur einzelne Organe betroffen (vorwiegend Leber und Respirationstrakt).

Diagnose

Der Erreger führt zur Bildung von Zelleinschlüssen, die die befallenen Zellen groß aufblähen (Zytomegalie-Zellen). Diese finden sich in Urin, Liquor, Speichel; wegen ihres Vorkommens in der Speicheldrüse wurde die Erkrankung „Speicheldrüsenkrankheit" benannt.
Serologisch.

Epidemiologie

Die Infektion erfolgt diaplazentar und oral.

Pox-Gruppe

Eine Reihe von menschen- bzw. tierpathogenen Viren werden zur Gruppe der Pocken-Viren gerechnet. Zur Untergruppe „Vaccinia" zählen unter anderen die Erreger der Variola major, der Variola minor, das Vakzine-Virus und das Kuhpocken-Virus.

Erreger

Der Erreger der echten Pocken oder schwarzen Blattern ist ein quaderförmiges, komplex aufgebautes mittelgroßes Virus. Es ist im bebrüteten Hühnerei, auf Gewebekulturen und auf der Kaninchenhornhaut züchtbar. Außer dem Menschen ist der Affe infizierbar.

Klinik

Die durchschnittliche Inkubationszeit beträgt 9 bis 14 Tage. Wie bei den meisten Viruskrankheiten wird ein zweigipfeliger Fiebertyp beobachtet. Im Anfangsstadium findet man uncharakteristische, katarrhalische Erscheinungen, Bindehautkatarrh, einen uncharakteristischen Ausschlag, sehr oft Kreuzschmerzen.

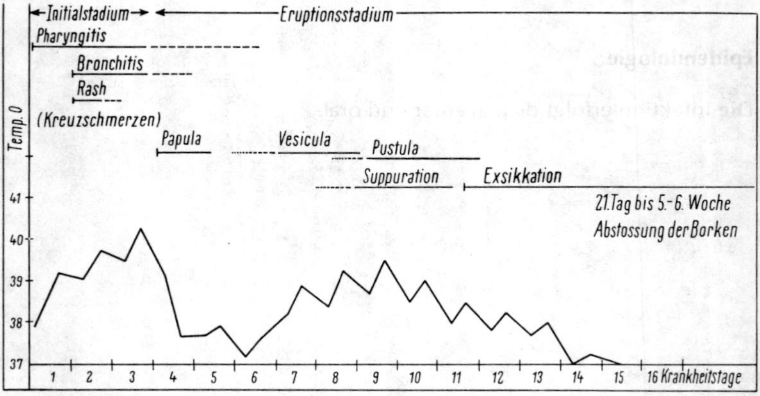

Abb. 24: Typische Krankheitsentwicklung bei Variola vera

Nach drei bis vier Tagen sinken die Temperaturen, bald darauf kommt es zu einem neuerlichen Fieberanstieg mit Auftreten von Flecken, später Knötchen und schließlich Bläschen. Die Blasen vereitern und werden da-

durch zu Pusteln. Das Exanthem beginnt im Gesicht und breitet sich auf den übrigen Körper aus. Die Pockenpusteln sind vielkämmerig und haben einen „Pockennabel". Zum Unterschied von anderen Erkrankungen mit Pustelbildung (z. B. Feuchtblattern) sind alle Hauterscheinungen immer im selben Stadium. Auch werden Schleimhäute, Handteller, Fußsohlen und Druckstellen der Haut befallen.
Komplikationen durch bakterielle Mischinfektionen, Befall der Schleimhäute, Herz- und Nierenschädigung sind möglich. Verschieden schwere Verlaufsformen sind bekannt. Mittelschwere Fälle haben eine Letalität von 20 bis 40 Prozent. Die schwerste Form beginnt mit Blutungen in der Bindehaut; ein blutiges Lungenödem entwickelt sich rasch, und der Tod tritt ein, bevor noch die Pustelbildung einsetzt. Die Letalität in diesen Fällen ist 100 Prozent (primär hämorrhagische Variola). Manchmal kommt es sekundär zu Blutungen in bereits vorhandene Pusteln, die zum Teil auch konfluieren können (sekundär hämorrhagische Variola).
In diesen Fällen schimmert das in den Pusteln oder „Blattern" vorhandene Blut schwarz durch, daher der Name „schwarze Blattern". Alle besprochenen klinischen Bilder sind Ausdrucksformen der echten Pocken oder „Variola major".
Die sogenannte „Variola minor" oder „Alastrim" wird durch das Alastrim-Virus hervorgerufen, das dem Erreger der echten Pocken ähnlich, aber doch von diesem verschieden ist. Das klinische Bild entspricht einer milden Verlaufsform von echten Pocken. Die entstehenden Pusteln sind weißlich („weiße Pocken"), haben keinen „Pockennabel" und stehen nicht so dicht.
Im Gegensatz dazu ist die „Variolois" durch den Erreger der echten Pocken hervorgerufen. Diese Form tritt bei Infektion eines teilweise immunen Individuums auf. Der Impfschutz ist zum Teil wieder abgeklungen, so daß nicht das Vollbild der Erkrankung entstehen kann, sondern nur geringe, spärliche und oft nicht leicht erkennbare Hauterscheinungen auftreten. Die Erkrankung verläuft bei solchen Menschen meist leicht. Dennoch ist eine „Variolois" eine äußerst gefährliche Krankheit, zwar nicht für den Betroffenen, sondern vielmehr für seine Umgebung. Wird ein Nichtgeimpfter von einem Varioloiskranken infiziert, so entwickelt sich stets das schwere Krankheitsbild einer „Variola major". Da eine „Variolois" sehr oft nicht erkannt wird, ist sie oft der Ausgangspunkt für kleinere oder größere Pockenepidemien in europäischen Ländern, die solcherart aus tropischen Gebieten eingeschleppt werden können.

Diagnose

1. Klinisches Bild.
2. Elektronenmikroskopisch.
3. Beimpfung von Hühnereiern und Gewebekulturen mit Pustelinhalt, eventuell Tierversuch.

Therapie

Nur symptomatisch.
Das vor einigen Jahren entwickelte Marboran (ein Chemotherapeutikum) hat in dieser Hinsicht völlig enttäuscht (eine gewisse prophylaktische Wirkung scheint es zu besitzen, auch ist es zur Therapie mancher Impfkomplikationen geeignet).

Epidemiologie

Die Pockenerkrankung ist schon in vorchristlicher Zeit den Chinesen bekannt gewesen und in Gedichten beschrieben worden. Im Mittelalter und in der Neuzeit waren die Pocken auch in Europa häufig. Der letzte in Österreich bekannte Fall stammt aus dem Jahr 1923.
Österreich ist derzeit frei von Pocken. Trotzdem ist diese Erkrankung und ihre Kenntnis ungeheuer wichtig, weil jederzeit eine Einschleppung aus tropischen Gebieten im Rahmen des internationalen Reiseverkehrs möglich ist und Pocken einen hohen Kontagionsindex (fast 100 Prozent) und eine hohe Letalität hat. Es kommt auch immer wieder im Ablauf weniger Jahre zu kleinen örtlichen Epidemien in europäischen Ländern (z. B. Deutschland, England).
Unsere Kenntnis über die Entstehung der Ansteckung ist unvollständig. Man nimmt eine Infektion über die Luftwege an (Tröpfcheninfektion oder Einatmen). Die Tröpfcheninfektion ist möglich, da vor Ausbruch der Effloreszenzen eine infektiöse Angina bestehen kann und auch Bläschen im Bereich der Mundschleimhäute des Kranken entstehen, die platzen und den infektiösen Bläschen- und Pustelinhalt in den Speichel entleeren.
Endemiezonen sind in Indien, Pakistan und manchen Gebieten des Fernen Ostens, Afrika (mit Ausnahme nördlicher Gebiete) und Teilen Südamerikas (Brasilien). Innerhalb dieser Gebiete kann es auch zu Epidemien kommen.

Prophylaxe

Aus dem Gesagten ergibt sich die Wichtigkeit der Impfprophylaxe. Die Impfung wird mit Lebendimpfstoff durchgeführt. Das Impfvirus heißt auch Vakzine-Virus, das sich durch verschiedene Eigenschaften vom Erreger der echten Pocken und vom Alastrim-Virus unterscheidet. Seine Herkunft ist ungewiß (modifiziertes Virus der echten Pocken oder verändertes Kuhpockenvirus?). E. Jenner führte 1798 seine ersten Impfungen mit Kuhpockenvirus durch. Weiteres siehe Seite 163.
Bei Einschleppung von Pocken bzw. bei Verdacht auf Vorliegen einer Pockenerkrankung ist die Meldepflicht unbedingt einzuhalten. In manchen Städten (z. B. Wien) wurde ein detaillierter Pockenalarmplan ausgearbeitet.

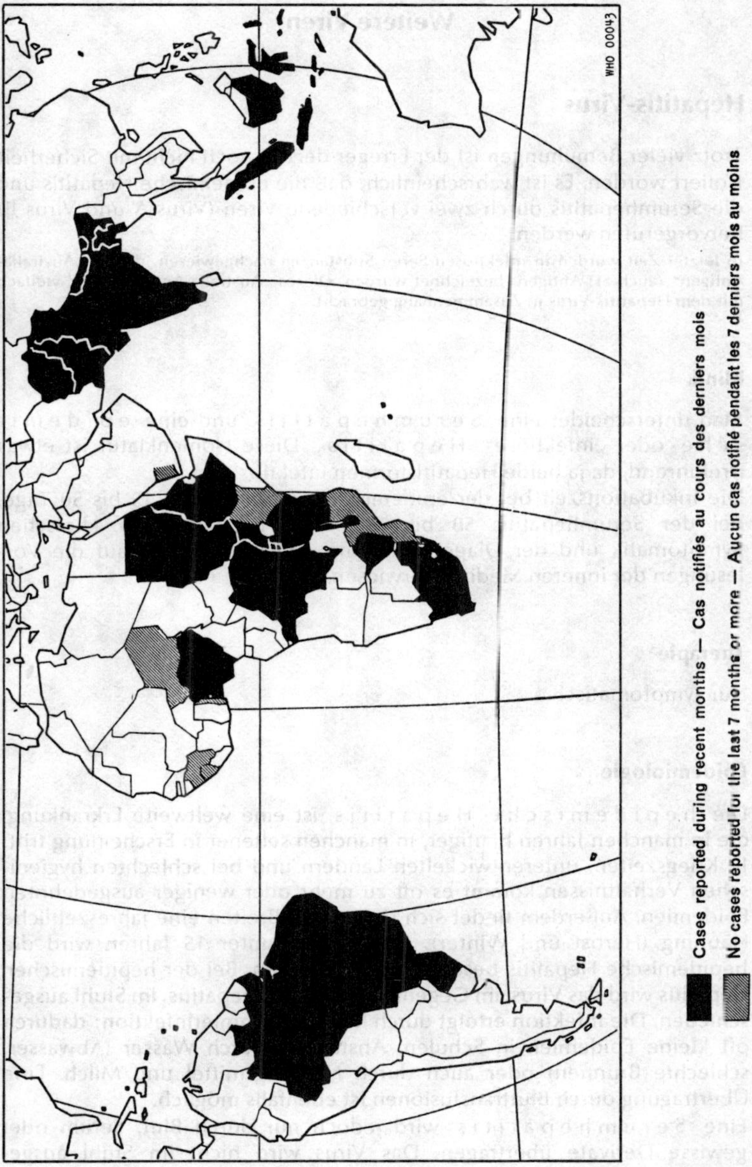

Abb. 25: Pocken-Endemiezonen

Weitere Viren

Hepatitis-Virus

Trotz vieler Bemühungen ist der Erreger derzeit noch nicht mit Sicherheit isoliert worden. Es ist wahrscheinlich, daß die epidemische Hepatitis und die Serumhepatitis durch zwei verschiedene Viren (Virus A und Virus B) hervorgerufen werden.

In letzter Zeit wurden in infektiösen Seren Substanzen nachgewiesen, die als „Australia-Antigen" (auch SH-Antigen) bezeichnet wurden. Dieses „Australia-Antigen" wird vielfach mit dem Hepatitis-Virus in Zusammenhang gebracht.

Klinik

Man unterscheidet eine Serumhepatitis und eine epidemische oder „infektiöse" Hepatitis. Diese Nomenklatur ist etwas irreführend, da ja beide Hepatitisformen infektiös sind.
Die Inkubationszeit bei der epidemischen Form beträgt 15 bis 50 Tage, bei der Serumhepatitis 50 bis 180 Tage. Bezüglich der klinischen Symptomatik und der Diagnosestellung im einzelnen sei auf die Vorlesungen der inneren Medizin verwiesen.

Therapie

Nur symptomatisch.

Epidemiologie

Die hepidemische Hepatitis ist eine weltweite Erkrankung, die in manchen Jahren häufiger, in manchen seltener in Erscheinung tritt. In Kriegszeiten, unterentwickelten Ländern und bei schlechten hygienischen Verhältnissen kommt es oft zu mehr oder weniger ausgedehnten Epidemien. Außerdem findet sich in unseren Breiten eine jahreszeitliche Häufung (Herbst und Winter). Bei Kindern unter 15 Jahren wird die hepidemische Hepatitis besonders oft gefunden. Bei der hepidemischen Hepatitis wird das Virus, im Gegensatz zur Serumhepatitis, im Stuhl ausgeschieden. Die Infektion erfolgt durch Kontakt (Schmierinfektion; dadurch oft kleine Epidemien in Schulen, Anstalten), durch Wasser (Abwasser, schlechte Brunnen) oder auch durch Nahrungsmittel und Milch. Eine Übertragung durch Bluttransfusionen ist ebenfalls möglich.
Eine Serumhepatitis wird jedoch nur durch Blut, Serum oder gewisse Derivate übertragen. Das Virus wird nicht im Stuhl ausgeschieden. Es handelt sich daher meist um „iatrogene" Erkrankungen, d. h.

Krankheiten, die im Krankenhaus ihren Ursprung haben oder im Zusammenhang mit ärztlichen Handlungen auftreten. Das Virus wird dabei durch Blut, Plasma oder Serum übertragen, also auf dem Wege von Blut- oder Plasmatransfusionen, durch Verabreichung virushältiger Seren, durch fehlerhaft sterilisierte Spritzen, Schnepper. Kanülen oder durch Operationsbesteck. Eine sorgfältige Auswahl der Blutspender ist daher äußerst wichtig. Dies geschieht durch Enzymteste (Transaminasen) und modernerweise auch serologisch (Bestimmung des „Australia-Antigens" im Spenderserum). Auch über kleine durch den Friseur (besonders Krankenhausfriseur) zugefügte Wunden kann das Hepatitis-Virus übertragen werden, da schon ein Blutstropfen, ja ein Bruchteil eines Tropfens für die Infektion ausreichen kann. Freilich wird die Infektion umso massiver sein, je mehr Material übertragen wurde. Meist handelt es sich um Einzelfälle, es kann aber auch (je nach Art der Infektionsquelle) zu epidemischen Ausbrüchen kommen. Die modernen handelsüblichen Gammaglobulin-Präparationen können jedoch bedenkenlos verabreicht werden, da im Zuge des Herstellungsverfahrens eventuell vorhandene Viren zerstört werden. Außer in Blut und Plasma kann das Hepatitis-Virus unter Umständen auch in folgenden Präparaten vorhanden sein: Erythrozytenkonzentrate, Trockenserum, Thrombin und Fibrinogen.

Prophylaxe

Bei Hepatitis epidemica ist die Verabreichung von γ-Globulin kurz vor der Infektion oder in der Inkubationszeit erfolgversprechend; bei Serumhepatitis müssen wesentlich höhere Dosen verabreicht werden, der Erfolg ist jedoch unsicher.

Tollwut-Virus

Der Erreger der Tollwut gehört zu den R h a b d o - V i r e n und ist ein mittelgroßes Virus. Beim Tier finden sich im Zentralnervensystem und in den Speicheldrüsen, beim Menschen nur im Gehirn (Ammonshorn) Einschlußkörperchen (Negrische Einschlußkörperchen), die Virusmaterial enthalten. Das Virus kann an Hühner- oder Enteneier angepaßt und auch in Gewebekulturen gezüchtet werden.

Klinik

Die Inkubationszeit schwankt zwischen zehn Tagen bis acht Monaten. Dabei spielt die Art des Bisses eine Rolle. Besonders gefährlich sind ausgedehnte und tiefe Bißverletzungen und Bisse im Bereich des Kopfes. Auch

Alter und Allgemeinzustand des Gebissenen spielen eine Rolle. Nach einem uncharakteristischen Prodromalstadium mit Schmerzen an der Bißstelle, Reizbarkeit und Niedergeschlagenheit kommt es zum Erregungsstadium: zu Nervosität, Reizbarkeit, Ängstlichkeit, motorischer Unruhe und „Hydrophobie" (Wasserscheu, bedingt durch schmerzhafte Krämpfe der Schlundmuskulatur, die schon durch den Anblick von Flüssigkeit ausgelöst werden können). Trinken ist unmöglich, selbst Speichelschlucken gelingt nicht. Weiters treten Krämpfe der Atem- und anderer Muskeln, eventuell Opisthotonus (Krämpfe der Rückenmuskeln mit Durchbiegen der Wirbelsäule), eventuell Zittern auf. Schließlich kommt es zu Tobsuchtsanfällen, dazwischen ist das Bewußtsein wieder völlig klar. Der Tod tritt meist am dritten oder vierten Tag im Anfall ein. Selten wird dieses Stadium überstanden; ist dies jedoch der Fall, dann kommt es nach kurzer Remission zum Lähmungsstadium mit Lähmungen der Augenmuskeln, Schwindel, Muskelschwäche, Heiserkeit, Meningitis und schließlich zum Tod durch Atemlähmung.
Nach dem Biß eines tollwütigen Tieres kommt die Erkrankung nur in 15 bis 20 Prozent zum Ausbruch. Die einmal ausgebrochene Krankheit ist jedoch 100prozentig tödlich. Milde abortive Verlaufsformen gibt es bei Ungeimpften nicht. Bei Tieren unterscheiden wir ebenfalls eine „rasende" und eine „stille" Wut; in letzterem Fall kommt es unter Überspringen des Erregungsstadiums gleich zu Lähmungen.

Diagnose

Ist ein Tier unter besonderen Umständen gestorben, tot aufgefunden worden oder soll nach einem Biß ein Wutverdacht bestätigt werden, so ist eine Diagnosestellung wichtig.
1. Fluoreszenzoptischer Nachweis.
2. Mikroskopischer Nachweis im gefärbten Präparat.
3. Tierversuch.

Als Untersuchungsmaterial dienen das Gehirn und die Speicheldrüsen des Tieres.

Therapie

Keine.

Epidemiologie

Es handelt sich um eine typische Anthropozoonose, d. h., der Mensch kann nur vom Tier her erkranken und ist selbst Endglied der Infektkette. Die Infektion erfolgt durch den Biß, selten durch Ablecken der Hände, durch kleine Hautverletzungen oder Einreiben in den Bindehautsack. Für die Infektion sind alle warmblütigen Tiere empfänglich; in Amerika sind auch blutsaugende Fledermäuse (Vampire) für eine Infektion bedeutsam. Sie können das Virus auf Rinder übertragen, was zu starken Verlusten im Tierbestand führen kann. Bei uns in Mitteleuropa tritt die Bedeutung des Hundes immer mehr zurück, die der wildlebenden Tiere nimmt zu (vor allem Fuchs, eventuell Katze, in entsprechenden Verbreitungsgebieten auch Wölfe). Auch Rehe und Rinder sind empfänglich. Eine Infektion über die Luftwege ist beim Menschen sehr selten (möglich ist sie durch Einatmen von virushältigem Staub in Fledermaushöhlen).

Prophylaxe

Schutzimpfung. Eine Übersicht über die Indikationen zur Impfung und mögliche Impfkomplikationen ist auf Seite 169 gegeben.

VI. Bakteriophagen

Unter „Bakteriophagen" versteht man kleine Viren, die bestimmte Bakterienzellen zu ihrer Vermehrung benötigen. Viele Phagen besitzen die Eigenschaft, die befallenen Bakterienzellen aufzulösen. In manchen Fällen vermehren sich Phagen im Inneren des Bakterienleibes nicht weiter, sondern werden zu einem zusätzlichen Bestandteil dieser Bakterienzelle. Derartige Bakterienzellen sind „lysogen". Sie können Phagenmaterial abgeben. Durch äußere Einflüsse oder unbekannte Gründe können die in ihnen enthaltenen Phagen wieder virulent werden und die Bakterienzellen auflösen. Lysogene Bakterien besitzen manchmal Eigenschaften, die sie von anderen, nichtlysogenen Bakterien unterscheiden. Da Bakteriophagen spezifisch gegen bestimmte Bakterientypen gerichtet sind, ist auch eine Typisierung von Bakterien mit Hilfe von Phagen möglich (Phagentypisierung = Lysotypie). Diese ist besonders für epidemiologische Fragestellungen wichtig. Therapieversuche mit Bakteriophagen haben sich bisher nicht bewährt.

VII. Rickettsien

Rickettsien nehmen eine Zwischenstellung zwischen Viren und Bakterien ein. Sie sind kleiner als Bakterien, aber größer als Viren und den Bakterien ähnlich in der Struktur. Es finden sich bereits Ansätze zu einem Stoffwechsel, und sie enthalten gewisse Fermente. Zur Vermehrung sind sie aber auf lebende Zellen angewiesen. Diese erfolgt durch Zweiteilung. Rickettsien sind kurze Stäbchen bzw. Kokken bis tonnenförmige Gebilde, die bereits im Lichtmikroskop sichtbar sind (Färbung nach Gram, Giemsa) und DNS sowie RNS enthalten. Die Züchtung erfolgt in der Gewebekultur und im bebrüteten Hühnerei. Die meisten Rickettsien enthalten Endotoxin, das für Gewebsschäden und -veränderungen im Patienten und Versuchstier verantwortlich ist. Ähnlich den Ornithose-Erregern sind Rickettsien ebenfalls durch Breitbandantibiotika beeinflußbar.
Die Einteilung der Rickettsien erfolgt zweckmäßig nach der Art der Übertragung.

Tabelle 5: Überträger der verschiedenen Rickettsiosen

Übertragungsart	Erkrankung	Erreger
1. durch Läuse übertragene Rickettsiosen	klassisches Fleckfieber	Rickettsia prowazeki
	Wolhynienfieber	R. quintana
2. durch Flöhe übertragene Rickettsiosen	Murines Fleckfieber	R. mooseri
3. durch Zecken übertragene Rickettsiosen	Rocky-Mountain-Fieber (amerikanisches Felsengebirgsfleckfieber)	R. rickettsii
	Zeckenbiß-Fieber	R. conori
	Q-Fieber	R. oder Coxiella burneti
4. durch Milben übertragene Rickettsiosen	Rickettsien-Pocken	R. akari
	Tsutsugamushi-Fieber	R. tsutsugamushi

Von diesen Erkrankungen sollen das klassische Fleckfieber und das Q-Fieber näher besprochen werden.

Fleckfieber-(Flecktyphus)-Erreger

Der Erreger des Fleckfiebers ist die R. prowazeki.

Klinik

Die Inkubationszeit beträgt 10 bis 14 Tage. Nach plötzlichem Fieberanstieg und folgender Continua entwickelt sich ein Exanthem um den vierten bis sechsten Tag (vom Rumpf auf die Extremitäten übergreifend), welches mit kleinsten Blutaustritten einhergeht. Weitere Symptome sind Kopfschmerzen, Lähmungen, Delirien, Bewußtseinsstörungen und Herzschwäche (durch entzündliche Veränderungen im Gehirn und Herzmuskel sowie durch toxische Gefäßschäden bedingt). Die Krise tritt gegen Ende der zweiten Woche ein.

Komplikationen: Pneumonie, Cystitis, Parotitis, Thrombosen, Dekubitus, Sepsis u. a. m. Die Letalität beträgt ohne Behandlung um 50 Prozent. Nach Überstehen der Erkrankung kann es zu Rückfällen auch ohne Neuinfektion kommen.

Diagnose

1. Der Erregernachweis ist vor allem während des Fieberanfalles erfolgversprechend. Xenodiagnose: In einem besonderen Behälter werden Läuse so aufbewahrt, daß sie nach Anschnallen an das Handgelenk wohl stechen können, aber — durch ein engmaschiges Gitter zurückgehalten — nicht herausfallen. Eventuell aufgenommene Rickettsien werden in den Epithelzellen des Magen-Darm-Traktes der Läuse nachgewiesen.

   Auch Züchtungsversuche aus dem Blut des Patienten sind möglich.

2. Der serologische Nachweis erfolgt durch Komplementbindungsreaktion oder Agglutination eines speziellen Keimes, nämlich Proteus OX-19, der mit einigen Rickettsien eine Antigengemeinschaft aufweist. Letztere Reaktion wird „Weil-Felix-Reaktion" genannt.

Therapie

Breitbandantibiotika.

Epidemiologie

Die Infektion erfolgt durch die Kleiderlaus, und zwar durch den Kot derselben, nicht durch den Stich. Die Läuse infizieren sich durch Saugen an Fleckfieberkranken während der Fieberphase. Die Läuse selbst gehen in der Regel zugrunde. Ein tierisches Reservoir ist nicht bekannt. Infektionsquelle ist somit nur der kranke Mensch. Die Erkrankung kam auf der ganzen Welt vor; derzeit ist sie aber selten. Epidemien traten vor allem in Kriegs- und Hungerzeiten und unter schlechten hygienischen Verhältnissen auf. Durch Entlausungsmaßnahmen und den Gebrauch von Breitbandantibiotika ist die Erkrankung zur Zeit weitgehend zurückgedrängt.

Prophylaxe

Impfstoffe sind bekannt. Auch eine Chemoprophylaxe ist möglich. Besonders wichtig ist die Vernichtung der Überträger (Entlausung).

Q-Fieber-Erreger

Das Q-Fieber wird durch Rickettsia (bzw. Coxiella) burneti hervorgerufen. Der andere Name „Coxiella" ist berechtigt, da sich der Erreger in vielen Eigenschaften von anderen Rickettsien unterscheidet.

Klinik

Nach sehr unterschiedlichen Inkubationszeiten (von 12 bis 30 Tagen) kommt es zu kontinuierlichem oder remittierendem Fieber, Kopfschmerzen und in den meisten Fällen zu Lungeninfiltraten und oft auch zu Herz- und Kreislaufschwäche.

Diagnose

Serologisch.

Therapie

Breitbandantibiotika.

Epidemiologie

Der Erreger wird zu den durch Zecken übertragenen Rickettsien eingereiht. Durch Zeckenkot wird der Erreger vor allem von Wildtieren (Nagern, auch Vögeln) auf andere Wildtiere oder auf Haustiere (Kühe, Ziegen, Schafe) übertragen. Die Ansteckung des Menschen erfolgt in der Regel durch Haustiere, die den Erreger mit Kot, Urin, Milch (eventuell auch Fruchtwasser) ausscheiden. Die Rickettsien sind im Staub des Stalles und eventuell der Felle lange Zeit lebensfähig, da sie gegen Austrocknung besonders resistent sind. Die Infektion erfolgt meist durch Einatmen. Die Erkrankung ist weit verbreitet, insbesondere in Südeuropa; deshalb ist diese Erkrankung auch in unseren Breiten bedeutungsvoll.

VIII. PLT-(Psittakose-Lymphogranuloma-inguinale-Trachom)-Gruppe

Die Psittakose-Lymphogranuloma-inguinale-Trachom-Gruppe wird auch unter der Bezeichnung Miyagawanellen oder Chlamydien zusammengefaßt. In dieser Gruppe sind Mikroorganismen eingeordnet, die einen angedeuteten Stoffwechsel haben und früher zu den großen Viren gezählt wurden. Sie sind auch durch Antibiotika bzw. Chemotherapeutika beeinflußbar und haben gewisse Beziehungen zu den Rickettsien. Zu dieser Gruppe gehören zahlreiche Erreger. Die Bezeichnung PLT-Gruppe bezieht sich auf die drei wichtigsten von ihnen: Erreger der **P**sittakose (Ornithose), des **L**ymphogranuloma inguinale und des **T**rachoms.

Psittakose-(Ornithose)-Erreger

Die Psittakose-Erreger haben eine Größe von 300 bis 500 mμ und können bereits mit dem Lichtmikroskop und einer speziellen Färbung (Giemsa) sichtbar gemacht werden. Die Erreger sind vielgestaltig, besitzen einen komplexen Aufbau (enthalten DNS und RNS, Eiweiß und Fette) und haben einen angedeuteten Stoffwechsel. Auch können sie ein Toxin produzieren. Die Vermehrung erfolgt in Gewebekulturen und Versuchstieren (Maus, Meerschweinchen) und im bebrüteten Hühnerei. Die genannten Eigenschaften lassen erkennen, daß die Psittakose-Erreger nicht mehr zu den Viren im engeren Sinn gerechnet werden können.

Klinik

Nach einer Inkubationszeit von 5 bis 14 Tagen kommt es zu Fieber und Abgeschlagenheit. Allmählich bilden sich bronchopneumonische Herde aus, die zusammenfließen. Zum Teil können typhusähnliche Symptome auftreten (Delirien, Bradycardien u. a.). Auch ist eine Kreislaufbeteiligung möglich.

Diagnose

1. Serologisch (KBR).
2. Erregerisolierung.

Therapie

Breitbandantibiotika.

Epidemiologie

Die Infektion erfolgt über die Luftwege durch engen Kontakt mit Vögeln und deren Ausscheidungen. Infektionsquellen sind: Papageien, Wellensittiche, Kanarienvögel, Tauben, Enten, Truthühner u. a. Die Erkrankung ist weltweit und nicht jahreszeitlich gebunden.

Lymphogranuloma-inguinale-Erreger

In Größe, Gestalt, physikalisch-chemischen Eigenschaften und biologischem Verhalten ist dieser Mikroorganismus dem Psittakose-Erreger ähnlich. Er kann in verschiedenen Säugetieren (Affen, Mäusen) vermehrt werden, im Gegensatz zum Psittakose-Erreger jedoch nicht in Vögeln.
Lymphogranuloma inguinale (= L. venereum) ist eine in Europa seltene Geschlechtskrankheit. Wenige Tage nach der Ansteckung entsteht der Primäraffekt in Form eines Bläschens, das bald in ein Geschwür übergeht. Die primäre Läsion ist nicht schmerzhaft. Im Sekundärstadium kommt es zu regionären, eventuell generalisierten Lymphdrüsenschwellungen mit Fieber, Abgeschlagenheit und eventuell Exanthem. Im dritten Stadium werden chronische Entzündungen, Verwachsungen und Lymphabflußstörungen beobachtet. Die Diagnose erfolgt durch Erregernachweis aus dem Geschwür, den Lymphdrüsen, eventuell auch aus dem Blut und Liquor, später auch serologisch. Ab der zweiten Woche kann auch ein Hauttest (Freische Reaktion) herangezogen werden. Zur Therapie sind Tetracycline gut geeignet.

Trachom-Erreger

Der Trachom-Erreger ist in seinen Eigenschaften denen der anderen Miyagawanellen sehr ähnlich. Die Züchtung in Versuchstieren gelingt allerdings schlecht, ist aber im Dottersack des befruchteten Hühnereis erfolgversprechend.
Als Folge der Infektion entsteht eine Bindehaut und Hornhaut ergreifende Augenerkrankung, die durch Schmierinfektion übertragen wird und außer in Nordafrika und im Nahen Osten noch in zahlreichen tropischen und subtropischen Ländern vorkommt. Diese Erkrankung stellt heute ein sehr großes Problem der WHO dar; derzeit sind etwa 300 Millionen Menschen erkrankt. Eine Behandlung kann mit Sulfonamiden und Breitbandantibiotika erfolgen.

IX. Mykoplasmen

Mykoplasmen werden auch PPLO (engl.: Pleuro-pneumonia-like-organisms) genannt. Es handelt sich um eine Gruppe von Mikroorganismen, die ebenfalls eine gewisse Zwischenstellung zwischen Bakterien und Viren einnehmen, aber in ihren Wachstumseigenschaften den Bakterien nahestehen.

Sie haben folgende Eigenschaften:

Besondere Kleinheit (kugelförmige, auf festen Nährböden wachsende Gebilde mit einem Durchmesser zwischen 50 und 300 mμ, also in der Größenordnung von großen Viruspartikelchen).

Vielgestaltige Organismen, die keine feste Zellwand besitzen. In dieser Hinsicht ähneln sie bestimmten Bakterienformen, L-Formen genannt; diese entstehen jedoch aus Bakterienstämmen und können sich unter Umständen auch in Bakterien zurückverwandeln. Bei Mykoplasmen ist dies nicht der Fall.

Resistenz gegen Penicillin, aber Empfindlichkeit gegen Breitbandantibiotika.

Vermehrungsfähigkeit auf besonderen Nährböden. Auf diesen Spezialnährböden wachsen sie in den Agar hinein. In Gewebekulturen zeigen sie manchmal intracelluläres Wachstum.

Wir unterscheiden tierpathogene und menschenpathogene Stämme und solche, die beim Menschen auf Schleimhäuten gefunden werden, aber nicht pathogen sind.

Tierische Erkrankungen durch Mykoplasmen sind: Pleuropneumonie beim Rind, Agalaktie (Erkrankung der Milchdrüsen) bei Ziegen und verschiedenartige Erkrankungen bei Geflügel, Nagern und Schweinen.

Menschliche Erkrankungen: Urethritis und Prostatitis beim Mann, Cervixentzündungen bei der Frau sowie fieberhafte Erkrankungen der Atemwege (ein Teil der Erkältungskrankheiten ist durch Mykoplasmen hervorgerufen).

Die primär atypische Pneumonie ist allerdings nur ein klinisches Symptom, das durch verschiedene Erreger hervorgerufen werden kann (Viren, Rickettsien, PPLO). Die Infiltrate sind leichter röntgenologisch als durch Perkussion und Auskultation feststellbar.

Die Untersuchungen über Beziehungen zu anderen Erkrankungen sind noch nicht abgeschlossen.

Diagnose

Züchtung aus verschiedenen Exkreten. Eventuell serologische Diagnostik.

Therapie

Breitbandantibiotika.

X. Medizinisch bedeutsame Pilze

Pilze sind pflanzliche Lebewesen, die den Lagerpflanzen (Thallophyten) zuzuordnen sind; im Gegensatz zu den Algen enthalten sie kein Chlorophyll.

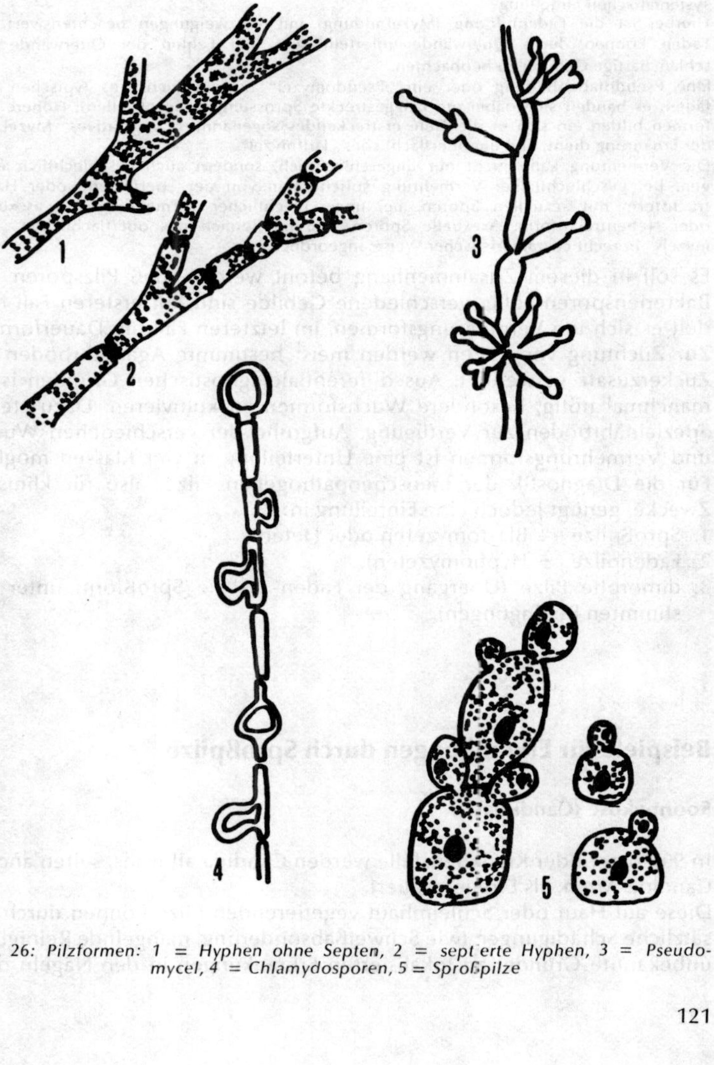

Abb. 26: Pilzformen: 1 = Hyphen ohne Septen, 2 = septierte Hyphen, 3 = Pseudomycel, 4 = Chlamydosporen, 5 = Sproßpilze

Wie auch andere Lebewesen bestehen sie aus Plasma, Zellwand und Kern. Letzterer besitzt (im Gegensatz zu den Bakterien) eine Membran; die Kernteilung erfolgt mit Hilfe eines recht komplizierten Mechanismus (Mitose), der ebenfalls bei niedrigeren und primitiven Lebewesen, wie den Bakterien, nicht zu beobachten ist. Die Zellwand besteht aus Zellulose und/oder Chitin. Diese Formation ist bei den Bakterien aus Mukopeptiden aufgebaut.

Unterschiede hinsichtlich des Wachstums und der Vermehrung sind die Grundlage ihrer systematischen Einteilung.

Hierbei ist die Fadenbildung (Myzelbildung) mit Verzweigungen beachtenswert. Die Fäden können durch Querwände unterteilt sein, bei Fehlen der Querwände sind schlauchartige Gebilde zu beobachten.

Eine Pseudofadenbildung oder ein „Pseudomyzel" besteht nicht aus typischen Pilzfäden, es handelt sich dabei um langgestreckte Sprossungen (Sproßzellen). Höhere Pilzformen bilden ein sich in die Tiefe erstreckendes sogenanntes „vegetatives" Myzel, das der Ernährung dient, und ein oberflächliches „Luftmyzel".

Die Vermehrung kann nicht nur ungeschlechtlich, sondern auch geschlechtlich erfolgen. Bei geschlechtlicher Vermehrung spricht man von der „perfekten" oder Hauptfruchtform mit sexuellen Sporen, bei ungeschlechtlicher Vermehrung von asexueller oder Nebenfruchtform. Asexuelle Sporen sind im Bereich des oberflächlichen „Luftmyzels" in recht charakteristischer Weise angeordnet.

Es soll in diesem Zusammenhang betont werden, daß Pilzsporen und Bakteriensporen völlig verschiedene Gebilde sind. Im ersteren Fall handelt es sich um Vermehrungsformen, im letzteren Fall um Dauerformen. Zur Züchtung von Pilzen werden meist bestimmte Agarnährböden mit Zuckerzusatz verwendet. Aus differentialdiagnostischen Gründen ist es manchmal nötig, besondere Wuchsformen zu kultivieren. Dazu stehen Spezialnährböden zur Verfügung. Aufgrund der verschiedenen Wuchs- und Vermehrungsformen ist eine Unterteilung in vier Klassen möglich. Für die Diagnostik der menschenpathogenen Pilze, also für klinische Zwecke, genügt jedoch eine Einteilung in:

1. Sproßpilze (= Blastomyzeten oder Hefen),
2. Fadenpilze (= Hyphomyzeten),
3. dimorphe Pilze (Übergang der Faden- in die Sproßform unter bestimmten Bedingungen).

Beispiele für Erkrankungen durch Sproßpilze

Soormykose (Candidiasis)

In 90 Prozent der Krankheitsfälle werden Candida albicans, selten andere Candida-Arten, als Erreger isoliert.

Diese auf Haut oder Schleimhaut vegetierenden Pilze können durch zusätzliche Schädigungen (wie Schweißabsonderung, mangelnde Reinigung, unbekannte Gründe) zu lokalisierten Erkrankungen in den Nägeln oder

Hautfalten sowie im Bereich der Schleimhäute von Anus oder Vagina führen. Eine Unterdrückung der Bakterienflora durch Antibiotika kann ebenfalls ein Überwuchern der Pilze fördern (z. B. Antibiotika-Enterocolitis, siehe Seite 24); herabgesetzte Widerstandskraft oder primäre Schädigung eines Organes spielen ebenfalls eine Rolle.
Mundhöhle, Rachen, Speiseröhre, Darm, Vagina und Penis, aber auch innere Organe, wie beispielsweise die Lunge, können befallen sein. Eine Soormykose der Lunge kann einer Tuberkulose klinisch sehr ähnlich sein. Im ungünstigsten Fall kommt es zu einer Sepsis.
Die Diagnose wird mikroskopisch und kulturell gestellt.
Chemotherapie ist mit pilzwachstumshemmenden (fungistatischen) Substanzen (Mykostatin, Nystatin, Amphotericin B) möglich. Antibakterielle Chemotherapeutika und Antibiotika sind wirkungslos, wenn nicht schädlich.

Europäische Blastomykose

Der Erreger, Torula histolytica (Cryptococcus neoformans), kommt überall im Boden vor, die Übertragung erfolgt durch Vogelmist (z. B. von Tauben) und eventuell Nahrungsmittel (Kuhmilch). Der häufigste Infektionsweg geht über den Respirationstrakt. Es kommt zu einer Erkrankung der Lunge, die inapparent verlaufen kann oder eventuell auch als granulomatöser Tumor auftritt.
Auf dem Blutweg kann eine Meningo-Enzephalitis mit hoher Letalität entstehen.
Die Diagnose wird mikroskopisch und kulturell gestellt. Therapeutisch wird Amphotericin B verwendet.

Beispiele für Erkrankungen durch Fadenpilze

Hier sind Dermatophyten zu erwähnen, wie Microsporon- und Trichophyton-Arten, Achorion und Epidermophyton; sie verursachen Hauterkrankungen. Andere Pilze kommen weltweit oder nur in den Tropen und Subtropen vor und sollen hier nicht näher besprochen werden. Die eigentlichen Schimmelpilzinfektionen werden verursacht durch Aspergillus und Mucoraceen.

Aspergillose

Die Aspergillose ist eine weltweite Erkrankung und wird durch verschiedene Aspergillusarten verursacht.

Die Pilze siedeln sich auf ekzematöser Haut, im äußeren Gehörgang, in Nebenhöhlen, eventuell auch auf der Hornhaut an. Darüber hinaus können Erkrankungen der Lunge (Pneumo- oder Bronchomykose) in abgegrenzter Form oder disseminiert und als allergische Form beobachtet werden. Ein septisch-metastatischer Verlauf endet meist tödlich.
Zur Therapie kommt Amphotericin B in Frage.

Aspergillus flavus kann auf verschiedenen Stoffen, z. B. auch auf Nahrungsmitteln, wachsen und dort ein Gift, das Aflatoxin, bilden. Dieses führt bei chronischer Aufnahme mit der Nahrung zu Tumorbildungen. Auch viele andere Schimmelpilze können Gifte (= Mykotoxine) bilden.

Mucormykose

Verschiedene Gattungen und Arten von Mucoraceen (Köpfchenschimmel) können eine Mucormykose verursachen.
Sie kommen im Boden oder im Heu vor, die Infektion erfolgt über die Luftwege von Nase und Mund. Es werden pulmonale und enterale Formen beschrieben, die mit Gefäßbeteiligung einhergehen und oft zu Infarkten führen; Erkrankungen der Hornhaut treten nach Verletzungen auf, nasale Formen können zu Enzephalitiden führen. Voraussetzung für die Erkrankung ist meist eine Schwächung des Allgemeinzustandes, z. B. durch Diabetes, Tuberkulose, Leukämie, Verbrennungen u. a. Septisch-metastatische Verlaufsformen sind besonders ungünstig.
Therapeutisch wird auch hier Amphotericin B angewandt.
Penicillium und verwandte Arten sind weitverbreitete Schimmelpilze. Aus Penicillium notatum wird Penicillin gewonnen. Pathogenetisch können Penicilliumarten Ursache von Allergien sein.

Beispiele für Erkrankungen durch dimorphe Pilze

Histoplasmose

Histoplasma capsulatum verursacht die sogenannte amerikanische Histoplasmose. Die afrikanische Histoplasmose wird durch Histoplasma duboisii hervorgerufen.
Es handelt sich um Bodenpilze, die häufig in Vogelmist und Dung (auch Fledermausdung) vorkommen. Reservoir können auch Nager sein. Die Infektion erfolgt über die Luftwege. Die Pneumomykose kann inapparent verlaufen oder eine bronchopneumonische, miliare sowie destruierende Form zeigen.
Die schwere disseminierte Form befällt innere Organe, Knochenmark und Lymphknoten und kann das Bild einer Systemerkrankung bieten. Auch Hautformen (Papeln, Ulcera, Blutungen und andere Manifestationen) sind bekannt bzw. können im Vordergrund stehen.
Die Diagnose wird mikroskopisch, kulturell, im Tierversuch aber auch durch einen Hauttest (Histoplasmintest) und eventuell serologisch (KBR) gestellt.
Diese Erkrankungen kommen in Nord-, Mittel- und Südamerika, in Afrika, aber auch in anderen tropischen und subtropischen Gebieten des Nahen und Fernen Ostens vor. In vielen Gegenden ist mehr als die Hälfte der Bevölkerung infiziert. In Europa sind bisher nur Einzelfälle bekannt. Therapeutisch hat sich ebenfalls Amphotericin B bewährt.

Blastomykosen

Man unterscheidet eine nordamerikanische und eine südamerikanische Blastomykose.

Nordamerikanische Blastomykose

Der Erreger, Blastomyces dermatitidis, wird fast immer über die Atemwege, selten über die Haut aufgenommen. Es besteht daher praktisch immer eine primäre Lungenform, die das Bild einer Bronchiolitis, Pneumonie, Pleuritis oder Tuberkulose erwecken kann. Weiters sind disseminierte Formen mit Befall innerer Organe bekannt. Hauterscheinungen können primär, meist aber sekundär als Folge einer Streuung entstehen. Es bilden sich dabei Papeln, Pusteln oder Geschwüre im Gesicht, am Nacken, aber auch den Extremitäten und am Stamm. Die Mundschleimhaut wird selten befallen.
Die Diagnose wird mikroskopisch, kulturell, im Tierversuch oder durch Intrakutantest mit Blastomycin und eventuell serologisch gestellt. Zur Behandlung ist Amphotericin B geeignet.

Südamerikanische Blastomykose

Der Erreger, Blastomyces brasiliensis, wird über Mund und Rachenschleimhaut und über die Atemwege aufgenommen. Auch bei dieser Erkrankung ist das primär befallene Organ meist die Lunge. Es besteht aber die Neigung zu Streuungen über den Lymphweg. Die ersten sichtbaren Zeichen sind daher häufig Schwellungen oder Geschwüre im Bereich von Lippen, Mundschleimhaut und Wangen und frühzeitige Vergrößerung der regionären Lymphknoten.
Die Lungenerkrankung ist tuberkulösen Erscheinungen sehr ähnlich; auch andere innere Organe können befallen sein.
Zur Diagnose werden ähnliche Methoden wie bei der nordamerikanischen Blastomykose angewandt. Therapie mit Amphotericin B.

Coccidioidomykose

Der Erreger ist Coccidioides immitis.
Die Übertragung erfolgt in der Regel durch Inhalation von infektiösem Staub (Sporen). Die Erkrankung hat gewisse Ähnlichkeit mit der Histoplasmose. Auch hier kommt es zu Primärbefall der Lunge (stumme Formen, pneumonische Formen, Einschmelzungen). Primär extrapulmonale Formen sind selten. Die generalisierte Form verläuft bösartig mit hoher Letalität. Es kommt zum Befall von inneren Organen und Lymphknoten. Eine Ähnlichkeit mit Systemerkrankungen ist gegeben.
Der Pilz ist ein Bodenbewohner, der in trockenen Gebieten im Süden und Westen der USA sowie in Mittel- und Südamerika zu Erkrankungen führt.
Therapie mit Amphotericin B.

XI. Medizinisch bedeutsame Protozoen (Urtierchen)

Protozoen sind einzellige, tierische Lebewesen mit mindestens einem Zellkern. Sie können als Krankheitserreger beim Menschen vorkommen. Die Therapie wird — soweit derzeit möglich — mit verschiedenen Chemotherapeutika durchgeführt.
Die für den Menschen wichtigen Protozoen können folgendermaßen eingeteilt werden:

1. Geißeltierchen (Flagellaten),
2. Wurzelfüßer (Rhizopoden),
3. Sporentierchen (Sporozoen),
4. Wimperntierchen (Ciliaten).

Geißeltierchen (Flagellaten)

Flagellaten sind dadurch gekennzeichnet, daß sie bzw. eine ihrer Entwicklungsformen Geißeln besitzen. Man unterscheidet solche, die im Bereich von Darm und Genitaltrakt zu finden sind, von denen, die in Blut und Gewebe vorkommen.

Trichomonas intestinalis und vaginalis

Dieses Geißeltierchen besitzt einen Kern, vier freie Geißeln, einen Achsenstab und eine undulierende Membran. Die Größe schwankt zwi-

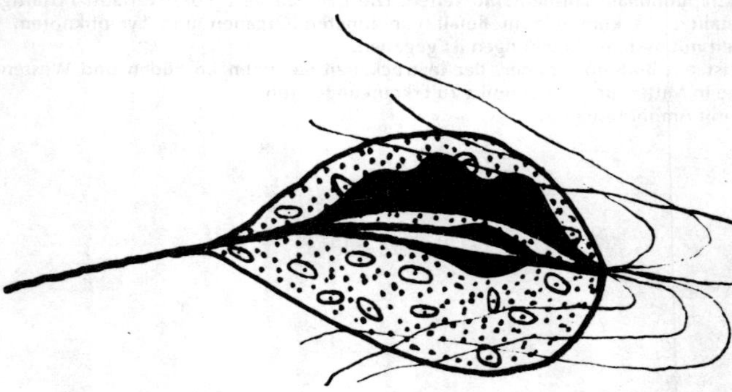

Abb. 27: Trichomonas vaginalis

schen 10 und 45 μ. Im Darm sind Trichomonaden apathogen, im Bereich des Genitales können sie bei der Frau eine Kolpitis und Urethritis, beim Mann selten eine Urethritis verursachen. Die Übertragung erfolgt meist durch den Geschlechtsverkehr. Die Diagnose wird mikroskopisch aus Vaginalsekret oder frischem Urin gestellt. Die Behandlung mit Chemotherapeutika (z. B. Flagyl) muß beide Partner erfassen.

Lamblia intestinalis

Lamblien sind birnenförmig und besitzen zwei Kerne, eine Sauggrube sowie acht Geißeln. Die Größe beträgt 20 μ. Bei massivem Vorkommen im Duodenum kann es zu dysenterieähnlichen Erscheinungen kommen. Häufig verläuft die Infektion symptomlos.

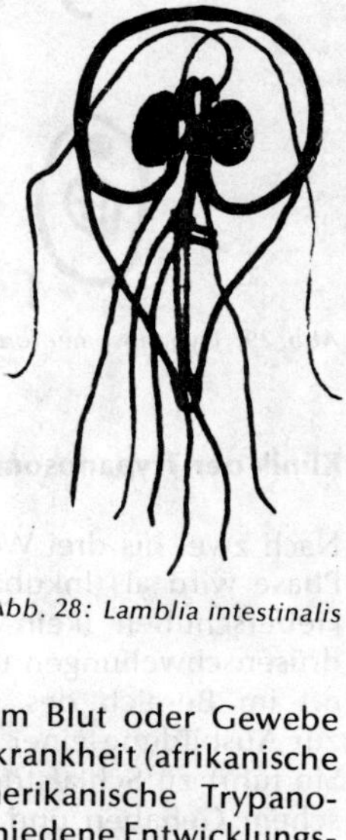

Abb. 28: Lamblia intestinalis

Trypanosomen

Trypanosomen sind eingeißelige Flagellaten, die im Blut oder Gewebe vorkommen; zu ihnen werden die Erreger der Schlafkrankheit (afrikanische Trypanosomiasis) und der Chagas-Krankheit (amerikanische Trypanosomiasis zugerechnet. Trypanosomen machen verschiedene Entwicklungsformen im Überträger und Endwirt durch. Die begeißelten Formen der Erreger der Schlafkrankheit messen 16 bis 30 μ, die der Chagas-Krankheit sind etwas kleiner.

Erreger der Schlafkrankheit

Als Erreger der Schlafkrankheit sind Trypanosoma gambiense und Trypanosoma rhodesiense bekannt. Die Erkrankung durch letztere hat eine kürzere Inkubationszeit und verläuft schneller und schwerer. Die beiden Erreger können hinsichtlich Form, Aussehen und Aufbau nicht unterschieden werden, wohl aber mit Rücksicht auf Vorkommen und klinisches Bild.

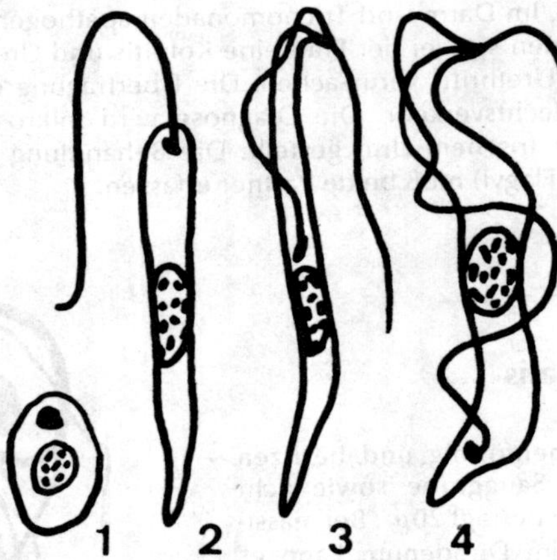

Abb. 29: Trypanosomenformen: 1 = Leishmaniaform, 2 = Leptomonasform, 3 = Crithidiaform, 4 = Trypanosomaform

Klinik der Trypanosoma-gambiense-Infektion

Nach zwei bis drei Wochen sind die Erreger im Blut nachweisbar; diese Phase wird als Inkubationszeit bezeichnet. Anschließend kommt es zu Fieberschüben (kein Schüttelfrost im Gegensatz zu Malaria), Lymphdrüsenschwellungen und Vergrößerung der Milz. Die Lymphknoten sind oft im Bereich des seitlichen Halses geschwollen. Später kommt es zur Ausbildung einer Meningo-Encephalitis, die allmählich fortschreitet. Sie führt zu Schlafstörungen, Reizbarkeit, Trägheit, verändertem psychischem Gehaben und verschiedenen, den Bewegungsapparat betreffenden Symptomen; schließlich Lethargie und Schwäche, wonach die Krankheit ihren Namen bekam.

Klinik der Trypanosoma-rhodesiense-Infektion

Diese führt nach kürzerer Inkubationszeit zu hohem Fieber, oft mit Schüttelfrost, Herzmuskelentzündung, weiters zu Pleura-, Pericardergüssen, Ascites und Gesichtsödem. Der Patient geht an kardialer Dekompensation sehr schnell zugrunde, noch bevor zentralnervöse Störungen auftreten.

Diagnose

Mikroskopisch durch Untersuchung von Blut bzw. Lymphknotenpunktat.

Therapie

Chemotherapeutika (z. B. Germanin, Lomidin).

Epidemiologie

Der Erreger wird durch den Stich von Stechfliegen (Tse-Tse-Fliegen) übertragen. In ihnen machen die Trypanosomen ihre Entwicklung durch, gelangen schließlich in die Speicheldrüse der Fliege und mit dem Speichel ins Blut des Gestochenen. Diese Stechfliegen kommen nur in Afrika vor. Infektionen mit Trypanosoma gambiense sind in West-, Zentralafrika und Süd-Sudan bekannt; in östlichen Bezirken, wie Kenia, Uganda, Rhodesien und anderen, finden wir Erkrankungen vorwiegend durch Trypanosoma rhodesiense.

Prophylaxe

Bekämpfung der Tse-Tse-Fliegen und Chemoprophylaxe (siehe oben).

Erreger der Chagas-Krankheit

Der Erreger, Trypanosoma cruzi, wird durch den Kot von Raubwanzen übertragen. Nach einer Inkubationszeit von einer bis zwei Wochen kommt es zu Fieber, Lymphknotenvergrößerungen und entweder schnell zu Herz- und Kreislaufversagen bzw. einer schnell verlaufenden Meningo-Enzephalitis oder zu Spontanheilung; weiters ist ein chronischer Verlauf mit Herzerweiterungen und Erweiterungen innerer Hohlorgane möglich.

Leishmanien

Diese Flagellaten sind vorzugsweise im Gewebe zu finden. Die Übertragung erfolgt durch Sandmücken (Phlebotomus-Arten), in denen der Erreger eine Entwicklung durchmacht. Beim Menschen unterscheidet man drei Leishmania-Arten, die in verschiedenen Gebieten des Nahen, Mittleren und Fernen Ostens, in Mittelmeergebieten und in Mittel- und Südamerika vorkommen.

Tabelle 6: Leishmaniasen und deren Vorkommen

Erreger	Erkrankung	Vorkommen
1. Leishmania donovani	Kala Azar (Eingeweide-leishmaniase)	Mittelmeergebiete (mit Balkan, Italien, Südfrankreich, Spanien, Nordafrika), auch west- und ostafrikanische Küstengebiete, Südrußland, Südasien, Südamerika
2. Leishmania tropica	Orientbeule (Hautleishmaniase)	Naher, Mittlerer und Ferner Osten, Mittelmeergebiete und Gegenden Mittel- und Südamerikas
3. Leishmania brasiliensis	Südamerikanische Haut- und Schleim-hautleishmaniase	Mittel- und Südamerika

Klinik der Eingeweideleishmaniase

Die Inkubationszeit wechselt stark (10 bis 14 Tage bis viele Monate). Die Krankheit beginnt meist schleichend mit uncharakteristischen Erscheinungen, subfebrilen Temperaturen (manchmal auch hohem remittierendem Fieber). Die Leber, vor allem aber die Milz sind vergrößert. Als Komplikationen treten Ascites, Herzmuskelschädigung, Anämie und Kachexie auf. Die Haut kann blaugrau bis dunkel pigmentiert sein; daher auch der Name Kala Azar (schwarze Krankheit).

Obwohl Phlebotomus-Mücken in Österreich nicht bekannt sind, wurde auch in unserem Land ein Fall von Eingeweideleishmaniase bei einem Menschen, der nie im Ausland weilte, beschrieben. Dabei wurde eine Leber- und Milzvergrößerung festgestellt.

Klinik der Hautleishmaniase

An frei getragenen Stellen (vor allem im Gesicht) bildet sich nach einer Wochen bis Monate dauernden Inkubationszeit eine kleine juckende Papel, die sich vergrößert, exulcerieren und verkrusten kann. Nach etwa einem Jahr Vernarbung auch ohne Therapie.

Klinik der Schleimhautleishmaniase

Auch hier werden frei getragene Körperstellen bevorzugt. Nach einer Inkubationszeit von zwei Wochen bis drei Monaten kommt es zunächst ebenfalls zur Ausbildung von Papeln, die sich in Knoten oder in zerfallende Geschwüre umwandeln können. Ohne Behandlung führen diese zu weitgreifenden Zerstörungen im Bereich des Nasen-Rachen-Raumes. Bei dieser Art der Erkrankung ist die Immunität besonders schlecht ausgebildet.

Diagnose

Die Züchtung der Erreger erfolgt aus Blut, Knochenmark, Leber und Geschwüren.

Therapie

Chemotherapeutika.

Wurzelfüßer (Rhizopoden)

Amöben

Amöben sind Protozoen, die sich „amöboid“ fortbewegen können. Dabei kann die Zelloberfläche Fortsätze (Pseudofüße oder Pseudopodien) ausstrecken; der restliche Zell-Leib wird nachgezogen. Auf den Schleimhäuten des Verdauungstraktes des Menschen können eine Anzahl von harmlosen Amöben vorkommen. Außer diesen ist von besonderer Wichtigkeit der Erreger der Amöbenruhr, die Entamoeba histolytica.

Entamoeba histolytica (Erreger der Amöbenruhr)

Man unterscheidet eine etwa 20 μ große sogenannte „Magnaform“, die im geschwürig veränderten Gewebe der Darmwand und eventuell auch in den Ausscheidungen zu finden ist, von einer „Minutaform“ (7 bis 10 μ) in der Darmlichtung und einer „Cystenform“. Die „Magnaform“ enthält oft rote Blutkörperchen in ihrem Inneren, die „Cysten“ sind vierkernig und können durch dieses Merkmal und andere Charakteristika von anderen Amöben unterschieden werden (siehe Abb. 30, Seite 133).

Klinik

Im akuten Stadium treten blutige und schleimige (selten eitrige) Durchfälle, eventuell mit Fieber, auf. In unseren Breiten können Amöbeninfektionen sehr uncharakteristisch verlaufen. Neben unregelmäßigen Stühlen mit Schleimbeimengung wird manchmal sogar Obstipation beobachtet. Als Komplikationen sind eine Amöbenhepatitis, ein Leberabszeß oder ein Hirnabszeß möglich.

Diagnose

1. Nachweis der vegetativen Formen (Magna- und Minutaform) oder von Cysten im Stuhl. Zu diesem Zweck ist die mikroskopische Betrachtung des nativen, noch warmen Stuhls oder eines mittels spezieller Methoden gefärbten Präparates nötig. Für den Nachweis der Cysten allein genügt auch die Untersuchung nicht körperwarmen Stuhls.
2. Züchtung auf Spezialnährböden.
3. Serologisch.

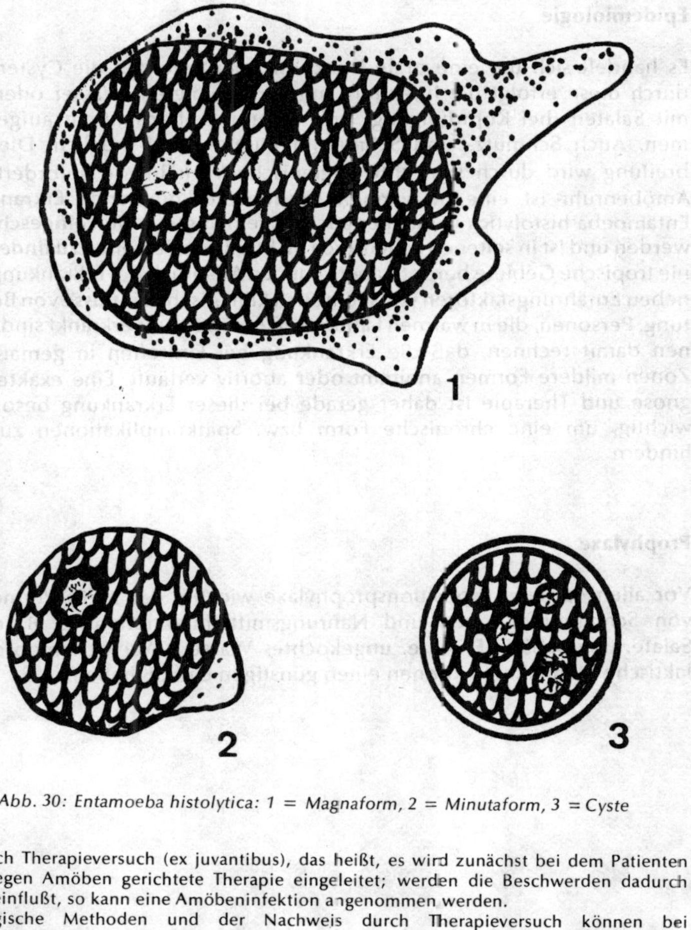

Abb. 30: Entamoeba histolytica: 1 = Magnaform, 2 = Minutaform, 3 = Cyste

4. Durch Therapieversuch (ex juvantibus), das heißt, es wird zunächst bei dem Patienten eine gegen Amöben gerichtete Therapie eingeleitet; werden die Beschwerden dadurch gut beeinflußt, so kann eine Amöbeninfektion angenommen werden.
Serologische Methoden und der Nachweis durch Therapieversuch können bei Amöbenhepatitis von Bedeutung sein, wenn im Stuhl zum Zeitpunkt der Untersuchung keine Erreger nachweisbar sind.
Eine einmalige Stuhluntersuchung kann bei negativem Ergebnis niemals eine Amöbeninfektion ausschließen. Auch sind Provokationsmethoden zu empfehlen, z. B. die Verabreichung von Bittersalz vor Stuhluntersuchungen.

Therapie

Chemotherapeutika (z. B. Resotren, Flagyl), eventuell chirurgische Maßnahmen (z. B. bei Leberabszeß).

Epidemiologie

Es handelt sich um eine orale Infektion; meist werden die Cysten (nur durch diese erfolgt die Infektion) mit verunreinigtem Wasser oder aber mit Salaten (bei Kopfdüngung) und anderen Lebensmitteln aufgenommen. Auch Schmutz- und Schmierinfektionen sind möglich. Die Verbreitung wird durch schlechte hygienische Verhältnisse gefördert. Die Amöbenruhr ist eine in warmen Ländern vorkommende Erkrankung. Entamoeba histolytica kann aber auch in gemäßigte Zonen eingeschleppt werden und ist in seltenen Fällen auch im Stuhl von Personen zu finden, die nie tropische Gebiete bereist haben. Für den Ausbruch der Erkrankung sind neben Ernährungsfaktoren vor allem auch klimatische Einflüsse von Bedeutung. Personen, die in warmen Ländern an Amöbenruhr erkrankt sind, können damit rechnen, daß die Erkrankung bei Eintreffen in gemäßigten Zonen mildere Formen annimmt oder abortiv verläuft. Eine exakte Diagnose und Therapie ist daher gerade bei dieser Erkrankung besonders wichtig, um eine chronische Form bzw. Spätkomplikationen zu verhindern.

Prophylaxe

Vor allem ist eine Expositionsprophylaxe wichtig, das heißt Vermeiden von Schmierinfektionen und Nahrungsmittelinfektionen (z. B. durch Salate, ungeschälte Früchte, ungekochtes Wasser). Auch chemoprophylaktische Maßnahmen können einen günstigen Einfluß haben.

Sporentierchen (Sporozoen)

Malaria-Erreger

Unter Malaria versteht man eine Gruppe von Krankheiten, die durch einander sehr nahestehende Sporozoen-Arten verursacht werden. Unter den Protozoenerkrankungen steht die Malaria ihrer Bedeutung nach an erster Stelle. Aus diesem Grunde wurde auch von der Weltgesundheitsorganisation (WHO) eine Kampagne zur Malariabekämpfung ins Leben gerufen. Vor Beginn der Tätigkeit der dafür verantwortlichen Kommissionen starben jährlich etwa zweieinhalb Millionen Menschen an Malaria, an Erkrankten wurde die hundertfache Anzahl registriert.

Malaria war schon im Altertum und Mittelalter bekannt; manchmal wurde sie auch mit anderen Seuchen verwechselt. Die Bezeichnung „Malaria" bedeutet eigentlich „schlechte Luft", was auf die alte Vorstellung über die Pathogenese dieser Erkrankung zurückgeht. Im Jahre 1880 wurden erstmalig Malaria-Erreger im menschlichen Blut durch Laveran gefunden.

Die verschiedenen Malaria-Erreger und die durch sie verursachten Krankheitsbilder:

Krankheit	Fieberrhythmus	Erreger
Malaria tertiana	1., 3., 5. Tag	Plasmodium vivax
Malaria quartana	1., 4., 7. Tag	Plasmodium malariae
Malaria tropica	unregelmäßig	Plasmodium falciparum
M.-tertiana-ähnliches Bild	1., 3., 5. Tag	Plasmodium ovale

Pathogenese

Die Malaria-Erreger machen einen ausgedehnten Entwicklungszyklus durch. Wir unterscheiden einen Zyklus im Menschen und einen Zyklus in der Mücke. Im Menschen vollzieht sich die ungeschlechtliche Vermehrung, in der Mücke die geschlechtliche. Der ungeschlechtliche Zyklus im Menschen läßt sich weiters in eine prä-, exoerythrocytäre und in eine erythrocytäre Phase unterteilen, das sind also Entwicklungsstadien, die sich außerhalb bzw. innerhalb der roten Blutkörperchen vollziehen.

Mit dem Stich der Mücke eingebrachte Sporozoiten verschwinden schnell aus dem Blut und wandeln sich in der Leber in Gewebsschizonten um. Die entstehenden Merozoiten befallen weitere Leberzellen. Entwicklungsstadien, die außerhalb der Erythrozyten in der Leber ablaufen, werden ganz allgemein als exoerythrozytäre Formen im weitesten Sinn bezeichnet. Davon lassen sich exoerythrozytäre Formen abtrennen, die schon vor Befall der Erythrozyten vorhanden sind und auch als präerythrozytäre Entwicklungsstadien bezeichnet werden. Gewebsformen, die nach Erythrozytenbefall zu finden sind, können Ursache von Rezidiven sein. Man nennt sie auch exoerythrozytäre Formen im engeren Sinn. Die Unterscheidung in „exo-" und „präerythrozytäre" Formen mag zwar die Nomenklatur erweitern, sie hat aber auch klinische Bedeutung. So gehen die Gewebsformen nach Infektion mit Plasmodium falciparum bald zugrunde. Exoerythrozytäre Entwicklungsstadien fehlen daher weiterhin, und es kann dann bei Malaria tropica im Gegensatz zu anderen Malariaformen nicht zu Rezidiven kommen.

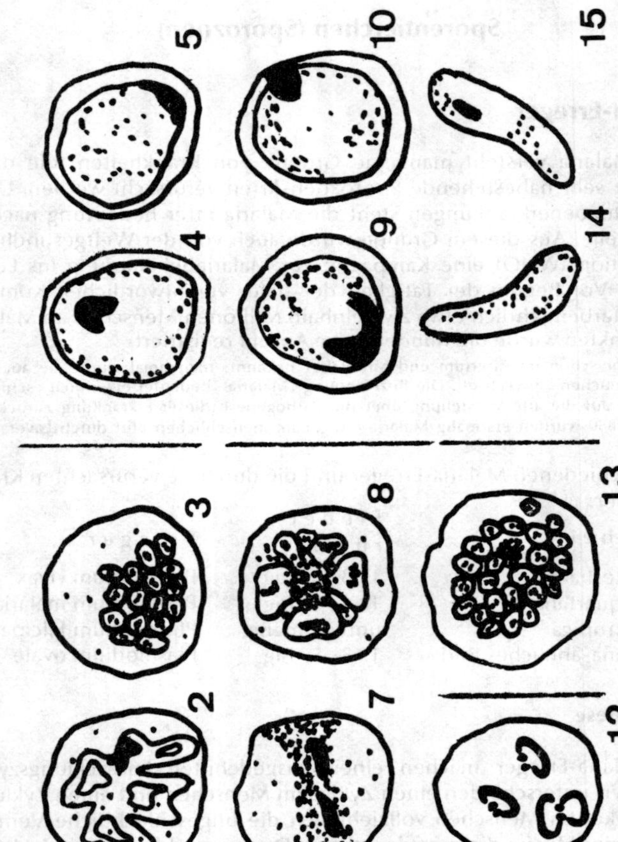

Abb. 31: Plasmodium vivax 1—5: 1 = Ringform, 2 = amöboide Form, 3 = reifer Schizont, 4 = Mikrogametocyt, 5 = Makrogamet; Plasmodium malariae 6—10: 6 = Ringform, 7 = junger Schizont (Bandform), 8 = reifer Schizont, 9 = Mikrogametocyt, 10 = Makrogamet; Plasmodium falciparum 11—15: 11 und 12 = Ringformen, 13 = reifer Schizont, 14 = Mikrogametocyt, 15 = Makrogamet

Im Anschluß an die exoerythrozytäre Phase befallen die in die Blutbahn eingeschleusten Merozoiten die roten Blutkörperchen. Damit beginnt das erythrozytäre Entwicklungsstadium. An Hand des erythrozytären Stadiums können die verschiedenen Malaria-Erreger diagnostiziert werden.
Bei der Infektion mit Plasmodium vivax (M. tertiana) kommt es zuerst zur Ausbildung einer Siegelringform, die über eine amöboide Form in ein Morulastadium übergeht, aus dem 16 bis 24 Merozoiten entstehen, die nach Platzen der Erythrozyten weitere rote Blutkörperchen befallen. Ein derartiger Zyklus dauert 48 Stunden. Da das Platzen der Erythrozyten mit einem Fieberschub einhergeht, ist der Fieberrhythmus der M. tertiana (1., 3., 5. Tag) damit erklärt.
Die erythrozytäre Entwicklung des Plasmodium malariae verläuft etwas anders, aber prinzipiell ähnlich. Statt der amöboiden Form finden wir hier eine Bandform, aus der Teilungsform (Gänseblümchenform) entstehen nur sechs bis zwölf, meist acht Merozoiten. Dieser Zyklus nimmt 72 Stunden in Anspruch (Fieber am 1., 4., 7. Tag)
Bei Plasmodium ovale dauert der Zyklus nur 48 Stunden (wie bei Pl. vivax), es entstehen aber nur acht Merozoiten (wie bei Pl. malariae).
Bei Plasmodium falciparum sind im peripheren Blut nur Ringformen zu sehen, wobei in einem Erythrozyten oft mehrere Ringe enthalten sind. Die Teilungsformen sind in den Kapillaren der inneren Organe zu entdecken. Die Erythrozyten zeigen nach Befall mit Pl. vivax und Pl. ovale eine feine Tüpfelung (Schüffnersche Tüpfelung). nach Befall mit Pl. falciparum eine grobe Fleckung (Maurersche Fleckung).
Einzelne Merozoiten können sich in Geschlechtsformen (Makrogameten = weiblich, Mikrogametozyten = männlich) verwandeln, die für den Zyklus in der Mücke und damit für die Weiterverbreitung der Erkrankung unerläßlich sind.
Beim Saugakt nimmt die Mücke auch geschlechtliche Formen auf. Im Mitteldarm entwickeln sich aus den Mikrogametozyten (männlich) die Mikrogameten, die in die weiblichen Makrogameten eindringen. Der befruchtete Makrogamet dringt in die Darmwand ein und wächst zur Oocyste heran, in der es zu zahlreichen Kernteilungen kommt. Nach Platzen der Oocyste gelangen die inzwischen entwickelten Sporozoiten in die Leibeshöhle und von dort in die Speicheldrüse der Mücke. Mit dem Stich der Mücke werden Sporozoiten wiederum in das Blut des Menschen eingebracht, und der ungeschlechtliche Zyklus beginnt von neuem.

Klinik

Malaria tertiana

Die Inkubationszeit beträgt etwa 11 bis 16 Tage (in der gemäßigten Zone eventuell länger). Prodromalerscheinungen sind Kopfschmerz und Mattigkeit; das Fieber ist anfänglich uncharakteristisch, unregelmäßig, erst etwas später kommt es zu typischem Fieber (jeden dritten Tag) mit Froststadium, Hitzestadium, Schweißausbruch und schwerem Schüttelfrost. Ein Anfall dauert sechs bis zwölf Stunden. 10 bis 20 Attacken können aufeinander folgen. Rezidive können nach Wochen und Monaten, sogar nach Jahren auftreten (spätester Termin bei M. tertiana: drei Jahre). Das klinische Bild einer Malaria tertiana kann auch durch Plasmodium ovale verursacht werden, die Infektion verläuft im allgemeinen milder.

Malaria quartana

Die Inkubationszeit dauert 23 bis 42 Tage. Nach Prodromalerscheinungen kann das typische Fieber festgestellt werden (jeden vierten Tag). Der Anfall ist kürzer als bei M. tertiana (vier bis fünf Stunden), Schüttelfrost kann unter Umständen fehlen. Trotzdem kann ein schweres klinisches Bild auftreten; bei plötzlichem Temperaturabfall ist ein Kollaps möglich. Rezidive werden auch nach langer Zeit (z. B. 20 Jahren) beobachtet. Eine M. quartana ist relativ selten.

Malaria tropica

Inkubationszeit acht bis zwölf Tage. Nach schweren Prodromalerscheinungen steigt das Fieber allmählich an. Dieses kann unregelmäßig oder remittierend sein. Ohne Behandlung entsteht ein bedrohliches Bild. Zwei Tage im Koma befindliche Patienten sind selbst unter modernem therapeutischem Einsatz nicht mehr zu retten. Verschiedene Verlaufsformen sind bekannt. (Zerebrale Formen mit neurologischen Ausfallserscheinungen, Malariahyperpyrexie mit besonders hohem Fieber und zerebralen und kardialen Komplikationen; eine algide Form mit schwerem Kreislaufkollaps und Koma sowie eine astrointestinale Form, die sehr vielgestaltig sein kann). Dementsprechend kann eine Malaria tropica unter völlig verschiedenartigen klinischen Bildern verlaufen. Verwechslungen mit anderen Krankheiten sind häufig, Fehldiagnosen umfassen verschiedene Krankheiten, wie z. B. Grippe, Angina, Hepatitis, Ruhr, Nierensteinerkrankungen, Typhus usw. Bei unklaren Erkrankungen von Patienten, die aus tropischen Gebieten heimkehren oder in den Tropen selbst leben, ist es daher stets wichtig, auch die Möglichkeit einer Malaria zu erwägen. Der Parasitennachweis im Blut kann den Verdacht sofort bestätigen und daher lebensrettend sein.

Schwarzwasserfieber

Das Schwarzwasserfieber kann bei Patienten auftreten, die an Malaria tropica erkrankt sind und mit Chinin unzureichend behandelt wurden. Es handelt sich dabei um eine intravasale Hämolyse. Im Verlauf einer Malaria oder während eines Intervalles der Krankheitserscheinungen kann es nach Einnahme eines Malariamittels (meist Chinin) zu Schüttelfrost, Nierenschmerzen, Übelkeit und Entleeren eines dunklen bis schwarzbraunen Urins kommen; in schweren Fällen Anämie und Urämie. Die Ursache ist unbekannt (allergisch?).

Diagnose

1. Klinisches Bild.
2. Blutausstrich und „dicker Tropfen“ (Färbung eines ausgebreiteten Bluttropfens auf dem Objektträger ohne vorherige Fixierung); eventuell ist die wiederholte Anfertigung von Präparaten nötig.

Therapie

Eine Anzahl verschiedener Chemotherapeutika stehen zur Verfügung, über die in der Medikamentenkunde näher berichtet wird. An dieser Stelle sei nur Resochin erwähnt, das dem amerikanischen Präparat Chloroquine entspricht. Die Anwendung erfolgt parenteral und in Form von Tabletten.

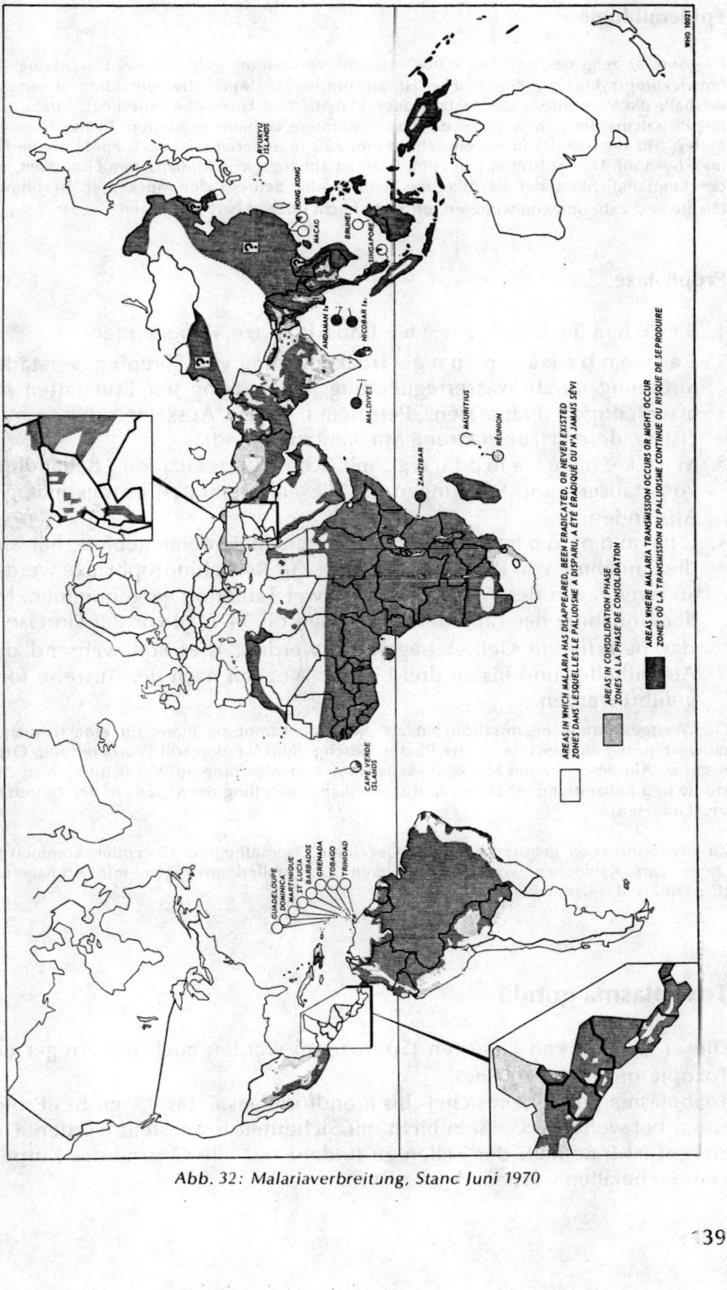

Abb. 32: Malariaverbreitung, Stand Juni 1970

Epidemiologie

Die Abb. 32 zeigt das auch heute noch enorme Verbreitungsgebiet dieser Erkrankung. Der Entwicklungszyklus in der Mücke ist an bestimmte Mindesttemperaturen gebunden, weshalb die Verbreitung der Malaria auch klimatischen Einflüssen unterliegt. Infektionen mit Pl. falciparum z. B. sind besonders an wärmere Gebiete gebunden. In manchen Gebieten tritt die Malaria in endemischer Form auf, in anderen sind auch epidemische Formen bekannt. Das Auftreten von Epidemien ist abhängig von klimatischen Einflüssen, von der Empfänglichkeit der Bevölkerung, vom Vorhandensein der Mücken in bestimmter Dichte und Zahl und von weiteren, oft nicht leicht übersehbaren Faktoren.

Prophylaxe

1. Stechmückenabwehr (Moskitonetze, Repellentien).
2. Larvenbekämpfung (Trockenlegung von Sümpfen, verstärkte Strömung durch Wasserregulierung, Behandlung der Brutstätten mit arsenhältigen Präparaten, Petroleum, DDT, Aussetzen bestimmter Fische, deren Hauptnahrung Mückenlarven sind).
3. Mückenbekämpfung mit Kontaktinsektiziden. Behandlung von Häusern und Siedlungen mit diesen Präparaten in regelmäßigen Abständen.
4. Chemoprophylaxe: Für Reisen in Endemiegebiete hat sich die Einnahme von Resochin bewährt. Zur Resochinprophylaxe werden an zwei Tagen der Woche eine bis zwei Tabletten eingenommen. Mit der Einnahme der Tabletten soll sieben bis 14 Tage vor der Einreise in das betreffende Gebiet begonnen werden; dies soll während des Aufenthaltes und bis zu drei bis vier Wochen nach der Ausreise fortgeführt werden.

Die Weltgesundheitsorganisation hat zur Malariabekämpfung Pläne für eine Kampagne entworfen, die stufenweise in vier Phasen durchgeführt werden soll (Vorbereitung, Organisation, Aktionsphase mit Mückenbekämpfung, Konsoldierung mit Vernichtung restlicher Herde und Behandlung Infizierter und schließlich Ausrottung der Malaria in den betreffenden Gebieten).

Zu den Sporozoen gehören auch die Coccidien. Tierpathogene Coccidien kommen im Darm von Kaninchen vor und bewirken Durchfallerkrankungen mit Abmagerung (Coccidiose der Kaninchen).

Toxoplasma gondii

Dieser Gruppe von Parasiten (Sporozoen) werden auch die Erreger der Toxoplasmose eingeordnet.
Toxoplasma gondii, ein sichel- bis mondförmiges, 7 bis 8 μ großes Protozoon, bei welchem Geißeln nicht mit Sicherheit festgestellt wurden. Der Erreger ist innerhalb der Zellen zu finden; fast alle Organe des Körpers können befallen werden.

Infektionsquelle sind Tiere, vor allem Haustiere; die Übertragung erfolgt wahrscheinlich vorwiegend durch Ausscheidungen der Katze oder durch Genuß schlecht gekochten Fleisches von Rind, Schwein oder Schaf.

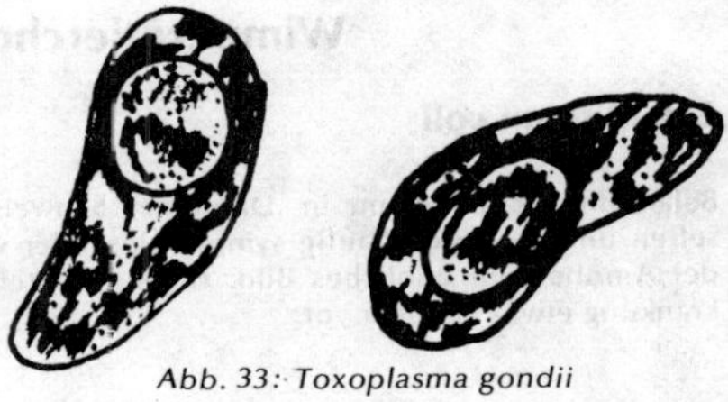

Abb. 33: Toxoplasma gondii

Toxoplasmose nach der Geburt (postnatale T.)

Die Symptome richten sich nach dem befallenen Organ; es können eine Enzephalomyelitis, fieberhafte Lymphadenitis (Lymphknotenschwellungen) oder eine Myocarditis entstehen; weiters auch eine Pneumonie, Hepatitis, Nephritis.

Toxoplasmose vor der Geburt (pränatale T.)

In deren Gefolge kommt es entweder zum Abortus oder infolge Befalls des Zentralnervensystems zu einer Enzephalomyelitis, eventuell mit Verkalkungen, Hydrocephalus und Befall der Augenhäute mit charakteristischen Veränderungen des Augenhintergrundes.

Diagnose

Vor allem serologisch (Sabin-Feldman-Test).

Therapie

Chemotherapeutika.

Isospora belli und Isospora hominis

Diese Protozoen werden selten im Dünndarm des Menschen gefunden. Nur bei massenhaftem Befall entsteht das klinische Bild einer Enterocolitis.

Pneumocystis carinii

Bei Frühgeburten und unreifen Säuglingen kann es durch Pneumocystis carinii zu einer interstitiellen Pneumonie mit einer Letalität von 40 Prozent kommen. Der Erreger ist bei vielen Wirbeltierarten nachgewiesen worden.

Wimperntierchen (Ciliaten)

Balantidium coli

Balantidium coli kommt im Darm des Schweines vor. Infektionen des Menschen sind selten und verlaufen häufig symptomlos oder verursachen bei Befall der Darmwand ein der Amöbenruhr ähnliches Bild. In bestimmten Gebieten (z. B. Peru) kommt diese Erkrankung etwas häufiger vor.

XII. Medizinisch bedeutsame Würmer

Allgemeines

Erkrankungen durch Würmer sind in „warmen Ländern" viel häufiger als in unserer gemäßigten Zone. Dies ist vielfach auf schlechte hygienische Verhältnisse in den entsprechenden Ländern zurückzuführen. Beispiele: Kopfdüngung mit menschlichen Fäkalien, leichtere Möglichkeiten einer Schmierinfektion, fehlende Fußbekleidung, wodurch Entwicklungsstadien von Würmern durch die Haut eindringen können. Andererseits ermöglicht das warme Klima die Reifung von Entwicklungsstadien im Boden oder in Zwischenwirten, die bei uns nicht vorkommen. Schließlich wird einem schweren Verlauf von Wurmerkrankungen vielfach durch die Unterernährung der Bevölkerung Vorschub geleistet.
Die (beim Menschen) endoparasitisch lebenden Würmer werden als Helminthen bezeichnet. Sie gehören zwei großen Gruppen an, nämlich einerseits den Plattwürmern (Plathelminthen), andererseits den Rundwürmern (Nemathelminthen). Die Plattwürmer umfassen zwei beim Menschen parasitierende Klassen: die Saugwürmer oder Egel (Trematoden) und die Bandwürmer (Cestoden); die medizinisch wichtigen Rundwürmer gehören fast durchwegs der Klasse der Fadenwürmer (Nematoden) an.
Einige Würmer sind Ektoparasiten des Menschen, indem sie Blut saugen; sie gehören durchwegs Ringelwürmern (Anneliden) an. Therapeutisch von Bedeutung ist Hirudo medicinalis (Blutegel), der bei manchen Erkrankungen zum Blutsaugen angesetzt wird.
Bei der Besprechung der Wurmerkrankungen sollen Saugwürmer, Bandwürmer und Fadenwürmer unterschieden werden.
Die Behandlung der Wurmerkrankungen ist in den meisten Fällen durch Chemotherapeutika möglich.

Diagnose von Wurmerkrankungen

Der überwiegende Teil der Helminthen lebt im Verdauungstrakt. Manchmal, vor allem bei massenhaftem Wurmbefall, sind reife erwachsene Formen im Stuhl nachweisbar, was besonders bei manchen Fadenwürmern der Fall ist. Einzelne Bandwurmglieder oder Teile von Bandwürmern können ebenfalls vom Patienten bemerkt werden. Aussagen von Laien sind nicht unbedingt stichhältig, da nicht so selten Verwechslungen mit Pflanzenfasern vorkommen.
Viel wichtiger wird daher der mikroskopische Nachweis von Wurmeiern im Stuhl sein. Zu diesem Zweck darf aber nicht der normale Stuhl bzw. eine Aufschwemmung in Kochsalz herangezogen werden, da diese Methode kaum Aussicht auf Erfolg hat. Vielmehr bedient man sich zu diesem

Zweck gewisser A n r e i c h e r u n g s m e t h o d e n (siehe Anhang). Am häufigsten wird die Methode nach Telemann verwendet, da sie zuverlässig und einfach und für alle Wurmeier geeignet ist; sie beruht im wesentlichen darauf, daß man eine Stuhlprobe mit Salzsäure und Äther behandelt, zentrifugiert und die Wurmeier im Bodensatz nachweist. Der Nachweis von Madenwürmern gelingt auf diese Weise allerdings nur selten, zu diesem Zweck bedient man sich besser der „K l e b e b a n d - m e t h o d e". Die Eier werden von den Madenwurmweibchen in der Crena ani abgelegt (daher Juckreiz). Sie bleiben nach Einlegen eines Klebebandes auf der klebrigen Seite desselben haften und können nach Aufbringen des Streifens auf einen Objektträger nativ mikroskopisch nachgewiesen werden.
Bei Filarienerkrankungen erfolgt der Nachweis der Mikrofilarien (nichtgeschlechtsreife Entwicklungsstadien) im Blut oder Gewebe. In manchen Fällen können diese Erkrankungen bereits klinisch diagnostiziert werden. Bei zahlreichen Wurmerkrankungen findet man im Blutausstrich auch eine Vermehrung der eosinophilen Leukozyten. Dieser Befund fehlt bei den meisten Bandwurmerkrankungen, bei Echinococcusbefall allerdings finden sich mäßig erhöhte Werte.
Hautteste und serologische Methoden (z. B. KBR zum Nachweis der Echinococcose, Trichinose und von Filariosen) können unter Umständen ebenfalls geeignet sein.

Spezielles

Die Vermehrungszyklen der meisten Würmer verlaufen sehr kompliziert; es soll daher in diesem Rahmen nicht auf Einzelheiten eingegangen werden.

Saugwürmer

Bei den Trematoden ist eine getrenntgeschlechtliche Vermehrung nur bei den Aderegeln (Schistosomen) bekannt, die übrigen Egel sind Zwitter.

Aderegel

Die Aderegel (Pärchenegel, Schistosomen) verursachen Wurmerkrankungen, die in tropischen und subtropischen Gebieten sehr häufig sind (Afrika, Südamerika, Naher bis Ferner Osten). Ein kleiner Herd besteht auch in Südportugal. Männliche Schistosomen sind 10 bis 20 mm lang, die Weibchen sind 20 bis 26 mm lang; die Männchen sind breiter als die dünnen Weibchen. Die verschiedenen Erreger (Schistosoma haematobium, mansoni, japonicum und intercalatum) legen ihre Eier in den kleinen Gefäßen der inneren Organe ab. Diese Eier sowie Zerfallstoffe von abgestorbenen Würmern wirken als Gifte und verursachen Organveränderungen, die dann für das klinische Bild der „Bilharziose" verantwortlich sind. Der Name Bilharziose geht auf den Arzt Theodor Bilharz zurück, der sich um die Abklärung dieser Krankheit sehr verdient gemacht hat. Je nach der Lokalisation unterscheiden wir nach einem oft fieberhaften Anfangsstadium eine Urogenital-, Darm-, Lungen- und Zentralnervensystem-Bilharziose sowie eine Form, die mit Leber- und Milzvergrößerung einhergeht. Mit den Ausscheidungen des Menschen gelangen die Eier ins Wasser; Jugendformen des Wurmes machen eine Entwicklung in bestimmten Schnecken durch, sie gelangen anschließend wieder ins Wasser und haben nun als Cercarien die Fähigkeit, die intakte menschliche Haut zu durchdringen. Durch Baden, Trinken und Waschen wird der Kontakt mit verseuchtem Wasser hergestellt und somit die Infektkette geschlossen. Daher ist auch verständlich, wie wichtig eine Schneckenbekämpfung gerade bei der Bekämpfung dieser Erkrankung ist. Die Diagnose erfolgt durch den Eiernachweis im Stuhl oder Urin und durch serologische Reaktionen.

Die anderen Egel sind Zwitter und werden nach dem Organ, das sie hauptsächlich befallen, benannt. So kennen wir Lebereqel, Darmegel und Lungenegel. Der großе Leberegel (Fasciola hepatica) ist weltweit verbreitet und kommt daher auch in Europa vor. Er ist 2 bis 4 cm lang. Meist kommt es zu Infektionen bei Tieren, und zwar vor allem von Pflanzenfressern, selten von Fleischfressern, und kann die „Leberfäule" bewirken. Beim Menschen sind Erkrankungen eher selten, es können aber verschiedene Lebererkrankungen (toxische Schädigung, Cholangitis, Verschlußikterus, Cirrhose, Cystenbildungen) vorkommen. Die Eier werden mit dem Kot ausgeschieden, Jugendformen machen in Schnecken eine Entwicklung durch; weitere Entwicklungsstadien setzen sich auf Gräsern und Wasserpflanzen fest. Die Infektion erfolgt dann durch Genuß von Wasserpflanzen, rohen Früchten oder Salaten.

Bandwürmer

Die Bandwürmer (Cestoden) sind durchwegs Zwitter. Sie besitzen einen Kopf (Scolex) mit Saugnäpfen, eventuell Saugfurchen und fallweise einen Hakenkranz. Der weitere Wurmkörper besteht aus Bandwurmgliedern (Proglottiden). Die Vermehrung der Bandwurmglieder erfolgt in einer an den Kopf anschließenden Zone. Die abgeplatteten Glieder enthalten den hermaphroditen Geschlechtsapparat, also Eierstock, Hoden und Uterus, wobei die vorderen Glieder den reifen männlichen, die hinteren den reifen weiblichen Geschlechtsapparat enthalten. Die Befruchtung erfolgt durch Anlegen der jüngeren Glieder an die älteren. Die Gestalt des Uterus ist bei den verschiedenen Bandwürmern recht charakteristisch.

Der Entwicklungsgang der Würmer ist dadurch gekennzeichnet, daß der reife Wurm im Darm des sogenannten „Endwirtes" gefunden wird. Nach Aufnahme der Eier oder Larven bildet sich in den Organen des sogenannten „Zwischenwirtes" ein Übergangsstadium, die „Finne", aus. Bei manchen Cestoden sind auch zwei „Zwischenwirte" bekannt (sie beinhalten die „Vorfinne" bzw. die „Vollfinne" — dies ist z. B. beim Fischbandwurm der Fall). Nach Genuß von rohem infiziertem Fleisch oder Organen des „Zwischenwirtes" gelangt die „Finne" in den Darm des „Endwirtes", wo sie sich wieder zum geschlechtsreifen Wurm entwickelt. Demnach ist der „Zwischenwirt" viel mehr gefährdet als der „Endwirt", da die „Finne" in ihm Schädigungen oder Zerstörungen von inneren Organen bewirken kann, während der „Endwirt" den Wurm lediglich in seinem Darm beherbergt. Das klinische Bild im „Endwirt" beschränkt sich meist auf Appetitlosigkeit, eventuell Leibschmerzen und Stuhlunregelmäßigkeit. Beim Fischbandwurmbefall kann außerdem eine sekundäre, perniziosa-artige Anämie entstehen.

Schweinebandwurm (Taenia solium)

Der Kopf (Scolex) enthält vier Saugnäpfe und einen Hakenkranz; die Länge des Wurmes beträgt meist drei bis vier Meter, der Uterus ist plump verästelt und weist sieben bis zwölf Auszackungen auf. Zwischenwirte sind das Schwein, eventuell auch der Hund, die Katze, die Ratte oder der Mensch nach Aufnahme von Eiern. In letzterem Fall ist der Mensch Träger der Finne (Cysticercus), die in Subkutis, Muskulatur, Gehirn, Auge, Herz oder Lunge lokalisiert sein kann. Dieser Wurm hat eine weltweite Verbreitung. Die Infektion erfolgt durch rohes oder halbrohes finnenhältiges Fleisch (der Mensch ist Endwirt). Aus diesem Grund kommt diese Form der Erkrankung in Gebieten mit vorwiegend mohammedanischer Bevölkerung praktisch nicht vor. Bei der menschlichen Cysticerkose („Finnenerkrankung", der Mensch ist Zwischenwirt) erfolgt die Infektion durch verunreinigtes Gemüse oder infolge schlechter hygienischer Bedingungen.

Rinderbandwurm (Taenia saginata)

Der Kopf des Wurmes enthält vier Saugnäpfe, keinen Hakenkranz, die Länge beträgt 4 bis 12 m, der Uterus weist 15 bis 35 feine, wenig verästelte Auszackungen auf. Zwischenwirte sind das Rind, selten die Ziege oder das Schaf, in den seltensten Fällen der Mensch. Der Wurm ist ebenfalls weltweit verbreitet, die Infektion erfolgt durch Genuß von finnenhältigem rohem Fleisch.

Zwergbandwurm (Hymenolepis nana)

Der Kopf besitzt vier Saugnäpfe und einen Hakenkranz, die Länge des Wurmes beträgt etwa 40 mm. Die Infektion erfolgt hier in der Weise, daß die Eier oral aufgenommen werden, die Larve verläßt im Dünndarm das

Ei, dringt in die Darmwand ein und wächst hier zu einem finnenähnlichen Gebilde (Cysticercoid) heran. Aus diesem entwickelt sich der geschlechtsreife Wurm, der in das Darminnere zurückkehrt. Bei diesem Wurm ist ein Wirtswechsel für die Entwicklung nicht nötig. Es könnte dies eventuell über Zwischenwirte, wie Flöhe oder Käfer, möglich sein. Nur bei massenhaftem Befall werden Darmstörungen beobachtet. Besonders Kinder in schlechter hygienischer Umgebung sind gefährdet (Schmutz- und Schmierinfektion). Der Wurm kommt vorwiegend in warmen Ländern (Südeuropa, Südamerika) vor, doch werden auch in Mitteleuropa immer wieder Epidemien (z. B. in Kindergärten) beobachtet.

Fischbandwurm (Dibothriocephalus latus)

Der Kopf des Wurmes besitzt zwei längliche Saugfurchen, aber keinen Hakenkranz. Er ist der größte Bandwurm des Menschen und kann über 10 m lang werden. Die einzelnen Bandwurmglieder sind mehr breit als lang und beinhalten einen rosettenförmigen Uterus. Endwirt sind Hund, Katze oder der Mensch. Zur weiteren Entwicklung müssen die Eier ins Wasser gelangen, die Larven entwickeln sich im ersten Zwischenwirt (Wasserkrebschen) zur „Vorfinne". In der Leibeshöhle von Fischen, die diese Wasserkrebschen gefressen haben (zweiter „Zwischenwirt") entsteht die „Vollfinne". Im fischverzehrenden „Endwirt" entwickelt sich wieder der reife Wurm. Während also der Zwergbandwurm in der Regel keinen Zwischenwirt benötigt, hat der Fischbandwurm deren zwei. Beim Menschen als „Endwirt" kommt es zu Darmbeschwerden, Müdigkeit und eventuell Gewichtsabnahme. Bei hochsitzenden Würmern kommt es zu einer perniciosa-ähnlichen Anämie (wahrscheinlich auf Vitamin B_{12}-Verbrauch zurückzuführen). Der Fischbandwurm kommt vor allem in Nordeuropa, Asien und Nordamerika vor.

Hundebandwurm (Echinococcus granulosus und E. multilocularis)

Der Kopf des Wurmes hat vier Saugnäpfe und einen doppelten Hakenkranz. Er ist 3 bis 6 mm lang und hat nur drei bis vier Bandwurmglieder. „Endwirt" ist bei diesem Wurm der Hund oder ein hundeähnliches Säugetier. Der Wurm ist also in diesem Fall nach seinem „Endwirt" und nicht wie in den voranstehend erwähnten Beispielen nach dem „Zwischenwirt" benannt. Nach oraler Aufnahme der Eier oder Larven erfolgt die weitere Entwicklung im „Zwischenwirt", wie z. B. im Schaf und im Rind, aber auch im Menschen. Der Mensch ist also bei dieser Wurmerkrankung „Zwischenwirt" und daher besonders gefährdet. Die Finne kann sich in fast allen Organen entwickeln, besonders aber in der Leber oder im Zentralnervensystem. Sie ist anfänglich klein, kann aber nach Jahren beträchtlich an Größe zunehmen. Man unterscheidet zwei verschiedene

Formen der „Finne", die Blasenform (bei Echinococcus granulosus), die auch Tochterblasen enthalten kann, und die Wabenform (bei Echinococcus multilocularis). Letztere ist schlecht gegen die Umgebung abgegrenzt und macht den Eindruck eines bösartigen Tumors. Die Verbreitung des Wurmes ist weltweit, Echinococcus multilocularis findet sich in Alpenländern, in Tirol und der Schweiz.

Fadenwürmer

Die Fadenwürmer (Nematoden) sind rund und besitzen eine Mund- und eine Afteröffnung; der Wurmleib ist von einem Hautmuskelschlauch umgeben. Die Würmer sind getrenntgeschlechtlich. Die hier zu besprechenden Würmer sind nur zum Teil weltweit verbreitet, kommen aber in warmen Ländern gehäuft vor. Der Entwicklungsgang der Würmer ist zum Teil kompliziert, es sollen hier nur kurz die wichtigsten Tatsachen festgehalten werden.

Spulwurm (Ascaris lumbricoides)

Männchen und Weibchen sind bleistiftdick und etwa einen viertel Meter lang (♂ 15 bis 25 cm, ♀ 20 bis 40 cm). Die Eier gelangen mit dem Stuhl ins Freie und sind in warmer und feuchter Umgebung lange lebensfähig. Die Infektion des Menschen erfolgt oral. Vom Darm wird die Larve nach Durchbohren der Darmwand über den Weg der Blutgefäße in Leber und Lunge verschleppt, weiters über die Bronchien und die Speiseröhre in den Magen-Darm-Kanal. Durch die Ausscheidungen des Wurmes kommt es auf dieser Wanderung zu Reizerscheinungen, wie Asthma bronchiale, oder zu eosinophilen Lungeninfiltraten. Schwere Krankheitsbilder entstehen durch Entzündungserscheinungen der befallenen Organe; auch Leberabszesse sind bekannt. Im Darmtrakt können Diarrhoen, Erbrechen verursacht werden. Das Vorkommen des Wurmes ist weltweit.

Madenwurm (Enterobius vermicularis ≙ syn. „Oxyuren")

Madenwürmer sind viel kleiner (♂ 2 bis 6 mm, ♀ 10 bis 12 mm lang). Die Weibchen legen die Eier in der Analfalte ab. Der Juckreiz verleitet zum Kratzen, die Eier werden wiederum durch orale Reinfektion aufgenommen (Nägelschneiden!). Dieser Wurm wird beim Menschen, vor allem aber bei Kindern, sehr häufig gefunden; er ist weltweit verbreitet. Neben Juckreiz, Perianalekzem und Vulvitis kann diese Wurmerkrankung auch Ursache des Bettnässens und von psychischen Störungen (besonders bei Kindern) sein; manchmal treten auch Darmstörungen (Diarrhoen) auf.

Hakenwürmer

Für die Hakenwurmerkrankung des Menschen kommen zwei Arten in Frage, die sich durch Größe und verschiedene anatomische Besonderheiten voneinander unterscheiden (Ankylostoma duodenale, ♂ 8 bis 11 mm, ♀ 10 bis 13 mm, Necator americanus um 1 bis 2 mm kürzer). Die Eier der Würmer gelangen ebenso wie beim Spulwurm mit dem Kot in den Boden. Die bei Feuchtigkeit, Wärme und Sauerstoffzutritt sich entwickelnden Larven können ebenfalls auf oralem Weg in den menschlichen Organismus gelangen, sie können aber auch durch die intakte Haut in diesen eindringen und nun auf einem ähnlichen Weg wie bei den Spulwürmern in den Magen-Darm-Kanal gelangen. Im Darm saugen diese Würmer Blut, weshalb sie neben Magen-Darm-Beschwerden bei chronischen Verlaufsformen auch eine Eisenmangelanämie verursachen. Hakenwurm-Erkrankungen treten in allen warmen und feuchten Gebieten der Erde auf, außerdem sind Infektionen auch in Bergwerken oder beim Tunnelbau möglich (deshalb ist hier auf intaktes Schuhwerk besonders zu achten).

Zwergfadenwurm

In feuchtwarmen Gebieten wird auch der Zwergfadenwurm (Strongyloides stercoralis, 2 mm lang) gefunden, der einen sehr komplizierten Entwicklungsgang aufweist. Klinische Symptome sind Magen-Darm-Beschwerden sowie urticarielle Erscheinungen im Bereich des Gesäßes.

Peitschenwurm

Der Peitschenwurm (Trichuris trichiura, ♂ 40 mm, ♀ 50 mm) weist ein wurstförmig verdicktes Hinterende auf, das dem Wurm eine peitschenförmige Gestalt verleiht. Neben verschiedenen Haustieren (Schwein) wird vor allem der Mensch befallen; dabei handelt es sich um eine Nahrungsmittelinfektion. Einzelne Würmer verursachen keine wesentlichen Beschwerden, bei stärkerem Befall treten Darmstörungen bzw. ruhrartige Durchfälle auf. Therapeutisch ist der Wurm schlecht beeinflußbar, da er sich tief in die Darmschleimhaut eingräbt. Der Wurm wird weltweit, besonders aber in warmen Ländern, gefunden.

Trichinen

Trichinen (Trichinella spiralis) sind weltweit verbreitete, sehr kleine Würmer (♂ bis 1,5 mm, ♀ 4 mm), die aber sehr gefährliche Krankheitsbilder hervorrufen können. Bei Trichinenbefall ist zwischen den Darmtrichinen (geschlechtsreif) und den Muskeltrichinen (Jugendform) zu unterscheiden. Letztere entstehen dadurch, daß Larven aus dem Darm über Lymph- und Blutweg in die Muskulatur verschleppt werden, wo sie eingekapselt lange entwicklungsfähig bleiben. Die Infektion erfolgt durch Genuß trichinenhältigen rohen Fleisches. Neben Schweinen und Ratten können eine Reihe von Haustieren Trichinenträger sein. Darmtrichinen verursachen enteritische Bilder, Muskeltrichinen führen zu rheumatischen Beschwerden, Ödemen, Augenerscheinungen, deliranten Zuständen sowie typhusähnlichem Fieber mit oft hoher Letalität. Prophylaktisch sind eine entsprechende Stallhygiene und Fleischbeschau wichtig.

Filarien

Innerhalb der Nematoden bilden die Filarien eine Sondergruppe. Sie können eine Reihe von tropischen Erkrankungen hervorrufen, die als Filariosen bekannt sind. Die getrenntgeschlechtlichen Würmer leben in Lymphspalten und Bindegewebe verschiedener Regionen des Körpers; das Weibchen gebärt lebende Larven (Mikrofilarien), die im Gewebe oder im Blut nachweisbar sind. Die Weiterverbreitung erfolgt durch blutsaugende Insekten, in denen sie ebenfalls eine Entwicklung durchmachen.

Die Erreger der Elephantiasis (Elephantiasis arabum)

Wuchereria bancrofti (♂ 24 bis 40 mm, ♀ 50 bis 100 mm) und Brugia malayi (♂ 22 bis 25 mm, ♀ bis 60 mm), befallen das Lymphgefäßsystem und verursachen Lymphstauungen, Lymphvarizen, Lymphscrotum, Lymphozele und Elephantiasis der unteren Körperpartien. Es handelt sich um eine chronische Erkrankung, die primär nicht lebensbedrohlich ist. Sekundärinfektionen und Sepsis können gelegentlich zum Tod führen. Wuchereria bancrofti kommt in Afrika und im Nahen bis Fernen Osten sowie in Südamerika vor, Brugia malayi im Mittleren bis Fernen Osten.
Als weitere Erreger von Filariosen sind Loa-loa (Afrika) und Onchocercus volvulus, der Erreger der Onchocercose (Afrika, Mittel- bis Südamerika), zu erwähnen.

Der Medinawurm (Dracunculus medinensis) kommt in Afrika und im Nahen bis Mittleren Osten vor. Das 90 cm lange Weibchen durchbricht die Haut und erzeugt dabei ein Geschwür. Eine Therapie ist nur chirurgischerseits möglich. Die Eingeborenen pflegten den Wurm allmählich um ein Stäbchen zu wickeln und so aus der Wunde herauszuziehen. Diese bei uns nicht vorkommende Erkrankung soll vor allem deshalb hier erwähnt werden, weil das vielverwendete Ärztezeichen (Stab mit sich herumwindendem wurmartigen Gebilde) wahrscheinlich nicht die Äskulapnatter, sondern den Medinawurm darstellen soll.

XIII. Immunologie

Gegen Infektionen mit verschiedenen Arten von Mikroorganismen steht dem Körper ein vielschichtiges Abwehrsystem zur Verfügung. Prinzipiell lassen sich unspezifische und spezifische Mechanismen unterscheiden. Unspezifische Abwehrmechanismen sind nicht gegen einen bestimmten Erreger gerichtet. Sie sollen allgemein das Zustandekommen einer Infektion verhindern oder zumindest den Organismus in einen Zustand versetzen, in dem Infektionen ohne besonders schwerwiegende Krankheitserscheinungen überstanden werden können. Spezifische Abwehrvorgänge sind jedoch gegen bestimmte Erreger gerichtet. Ihr Wirkungsspektrum ist zwar eng, dafür aber umso intensiver. Im Idealfall wird damit ein spezifischer Schutz, eine Immunität, erreicht.

Unspezifische Abwehrmechanismen

Die Gesamtheit der unspezifischen Abwehrmöglichkeiten bewirkt einen Zustand, der unter dem Begriff „Resistenz" zusammengefaßt wird. Es ist dies kein streng umrissener Begriff, da ja vielfach auch die Mechanismen, die im einzelnen eine Resistenz hervorrufen, nicht restlos bekannt und nur schwer objektivierbar sind. „Resistenz" ist ein aus dem Lateinischen abgeleitetes Wort und bedeutet soviel wie „Widerstandsfähigkeit".

Wir unterscheiden eine absolute oder artgebundene Resistenz und eine relative oder individuelle Resistenz.

Die absolute Resistenz ist auf gewisse Eigenheiten bestimmter Arten von Lebewesen zurückzuführen. So ist zum Beispiel der Mensch nicht mit dem Virus der Tabakmosaikkrankheit infizierbar, umgekehrt können Tiere nicht durch Gonokokken, Feuchtblattern oder das Masern-Virus angesteckt werden. Die Ursache dieser Erscheinungen dürfte zum Teil in der besonderen Beschaffenheit der Zellen oder der Körpertemperatur gelegen sein.

Die relative Resistenz bezeichnet einen gewissen, jedoch nicht hundertprozentigen Schutz einzelner Individuen. Wenn beispielsweise nur ein bestimmter Prozentsatz von Personen aus der Umgebung eines Menschen, der an Schnupfen oder einer anderen Erkältungskrankheit leidet, selbst erkrankt, so ist dies unter anderem auf eine relative Resistenz mancher Individuen zurückzuführen. Die Ursachen für diese Erscheinung sind sehr uneinheitlich. Geschlecht, auch Gravidität, Alter, Ernährung (vor allem Unterernährung), Stoffwechselvorgänge und anatomische Gegebenheiten und auch psychische Faktoren spielen eine Rolle. So werden Frauen häufiger zu Dauerausscheidern (z. B. nach Typhus), eine Tuberkulose kann unter bestimmten Bedingungen durch eine Gravidität ungünstig beeinflußt werden, alte Menschen neigen besonders dazu, Bronchopneumonien zu entwickeln (abgeschwächter Hustenreflex?), Kleinkinder erkranken relativ häufig an Mittelohrentzündungen. Bei Aufzählung unspezifischer Schutzfaktoren sind selbstverständlich auch der Säuremantel der Haut, das verhornende Plasterepithel und die Salzsäureproduktion des Magens (Schutz vor oralen Infektionen) zu nennen. Die Bedeutung psychischer Faktoren für Heilungsvorgänge ist ja bekannt und z. B. bei der Tuberkulose sehr wesentlich. Klima, Jahreszeit und Wetter können spezifische und unspezifische Abwehrvorgänge beeinflussen. Die Rassendisposition spielt keine besondere Rolle. Hingegen kann die Entwicklung von Krankheiten durch Exposition (Beruf, Reisen, hygienische Verhältnisse) sehr stark beeinflußt werden.

Weitere unspezifische Schutzmechanismen des Körpers sollen nur kurz erwähnt werden: Ein früh einsetzender, aber nur kurze Zeit bestehender Schutz gegen bakterielle Infektionen ist die Promunität. Es handelt sich dabei um einen unspezifischen, nicht passiv übertragbaren Schutz gegen Superinfektionen bei bestehender Infektion. Über ähnliche Mechanismen verfügt auch das spezifische Abwehrsystem: eine Infektionsimmunität oder Prämunität ist bei Tuberkulose, Protozoenerkrankungen, möglicherweise auch bei Lues zu finden. Sie ist jedoch dem Kapitel „Immunität" zuzuordnen.

Das Interferenzphänomen bei Viruserkrankungen ist ebenfalls hier zu erwähnen. Man versteht darunter die Beobachtung, daß die Vermehrung eines Virus durch ein anderes unterdrückt wird. In der Praxis bedeutet dies, daß Menschen relativ selten gleichzeitig an zwei Viruskrankheiten leiden. Beispiele für gegenseitige Unterdrückung bzw. Beeinflussung in diesem Sinn sind Masern-Varizellen, Poliomyelitis-Coxsackievirusinfekte, Influenza A — Influenza B. Die Ursache für diese Erscheinung ist in der Produktion einer Substanz, des Interferons, durch die virusinfizierten Zellen zu suchen. Das Interferon ist nicht virus-, wohl aber zellspezifisch, so daß man von verschiedenen „Interferonen" spricht. Es ist auch durchaus möglich, daß ein bestimmtes Interferon aus verschiedenen Substanzen besteht. Bis heute ist die Aufklärung ihrer Struktur nicht gelungen. Es handelt sich jedoch zumindest teilweise um Eiweißkörper, die möglicherweise auch Zuckerbestandteile enthalten. Sowohl hoch- als auch niedermolekulare Interferone sind bekannt. Neben Viren sind auch noch eine Reihe von anderen Substanzen bekannt, die Interferonbildung veranlassen können. Lediglich die virusinduzierten, niedermolekularen Interferone sind bis jetzt näher bestimmt worden. Ihre Wirkungsweise beruht auf einem Eingreifen in den Nukleinsäurestoffwechsel. Es ist möglich, daß Substanzen, die Interferonbildung veranlassen können, in Zukunft therapeutisch ausgewertet werden können.

Ein unspezifischer Schutz kann auch durch Substanzen, die in der Blutbahn kreisen, bedingt sein. Hier wäre das Properdin zu nennen, das vor allem gegen gramnegative Keime, aber auch gegen eine Reihe anderer Erreger schützen kann.

Spezifische Abwehrmechanismen

Wesentlich wirkungsvoller als die aufgezählten unspezifischen Vorgänge sind die „spezifischen Abwehrmechanismen" des Körpers. Darunter versteht man Maßnahmen, die gegen ganz bestimmte Erreger gerichtet sind. Gegen andere Keime ist die Abwehr wirkungslos. Diese Art des Schutzes ist primär praktisch kaum vorhanden, sondern muß erst stimuliert werden. Dies geschieht dadurch, daß der Organismus auf wirkungsvolle Weise mit dem betreffenden Keim in Kontakt kommt (z. B. durch Infektion oder durch Impfung). Als Folge dieses Kontaktes kommt es zur Ausbildung eines spezifischen Schutzzustandes, zur Immunität. Vielfach wird dieser Begriff mit der „Allergie" verwechselt. Hier bestehen zwar Beziehungen, die aber nicht so einfach zu fassen sind, weil unter „Allergie" nicht immer und überall dasselbe verstanden wird. Die ursprüngliche Definition nach von Pirquet besteht darin, daß Allergie eine veränderte Reaktionsweise eines Organismus darstellt, der einmal mit einem Krankheitserreger und damit Antigen in Berührung kam. Diese

Bedeutung des Wortes „Allergie" wird heute vielfach nicht mehr angewandt. Heutzutage versteht man unter „Allergie" meist Abwehrvorgänge, die mit Überempfindlichkeitserscheinungen des Körpers einhergehen. Es gibt zahlreiche Schemata, die diese Verhältnisse erklären sollen, ein vereinfachtes Einteilungsprinzip sei hier wiedergegeben.
Nach Einwirkung eines Erregers bzw. Antigens kommt es zur:

Allergie (im alten Sinne nach von Pirquet)

Ausbildung spezifischer Reaktionen

Abwehr ohne Begleiterscheinungen: Immunität

Abwehr mit Überempfindlichkeitserscheinungen: Allergie

Ausbildung einer spezifischen Reaktionslosigkeit (Immuntoleranz)

Im Falle der Immunität kommt der Körper in den Genuß eines Schutzzustandes gegen bestimmte Erreger, ohne in der Regel dabei von unangenehmen Begleiterscheinungen belästigt zu werden. Unter bestimmten Umständen können jedoch Überempfindlichkeitserscheinungen auftreten, wie sie bei Asthma, Rhinitis vasomotorica, anaphylaktischen Zuständen, Serumkrankheit usw. gefunden werden.
Eine spezifische Reaktionslosigkeit wird auch „Immuntoleranz" genannt. Man versteht darunter die Tatsache, daß unter gewissen Bedingungen keine spezifischen Antikörper oder Immunzellen gegen ein bestimmtes Antigen produziert werden können.
Für das Zustandekommen einer Immunität stehen dem Körper zwei Möglichkeiten zur Verfügung:

1. Ausbildung einer durch Antikörper bedingten Immunität.
2. Ausbildung einer durch Immunzellen (im wesentlichen Lymphozyten) bedingten Immunität (Allergie vom verzögerten Typ).

Antikörper sind Eiweißkörper, die zu den Globulinen gehören und deren Bildung durch ein sogenanntes Antigen veranlaßt wird. Antigene können Krankheitserreger sein oder Eiweiße bzw. Zucker-Eiweiß-Verbindungen, unter bestimmten Bedingungen sogar Fettsubstanzen. Stets sind es bestimmte chemische Gruppen im Antigen, gegen die die Antikörper in spezifischer Weise gerichtet sind (determinante Gruppen) und die für die spezifische Antikörperbildung verantwortlich sind. Wurden solche chemische Gruppen aus dem Verband des Vollantigens herausgelöst, so können sie wohl noch mit dem entsprechenden Antikörper eine Bindung eingehen; sie sind aber keine Vollantigene mehr, da ihre Injektion keine Antikörperbildung mehr auslösen kann. Solche Substanzen nennt man Haptene. Haptene sind also Halbantigene, die wohl Antikörper binden, aber ihre Produktion nicht in Gang bringen können. Paul Ehrlich hat zur Illustration des Antikörpers seinerzeit gesagt, der Antikörper passe zu seinem auslösenden Antigen wie der „Schlüssel zum Schloß". Ein Anti-

körper kann dann mit verschiedenen Antigenen reagieren, wenn zwischen diesen Antigenen teilweise Antigengemeinschaften bestehen (damit ist gemeint, daß bestimmte determinante Gruppen in verschiedenen Antigenen vorkommen können).
Die Folge von Antigengemeinschaften sind Kreuzreaktionen, wobei ein Antikörper wohl spezifisch mit seinem entsprechenden Antigen, in geringem Ausmaß aber auch mit einem anderen Antigen reagieren kann. Dies ist nicht zu verwechseln mit einer sogenannten „anamnestischen Reaktion". Darunter versteht man die Beobachtung, daß in geringem Maß vorhandene gegen einen bestimmten Krankheitserreger gerichtete Antikörper nach Infektion mit einem anderen Keim in unspezifischer Weise vermehrt gebildet werden.
Die Bildungsstätte der Antikörper sind Plasmazellen. Über den Entstehungsmechanismus der Antikörper sind zahlreiche Theorien bekannt. Je nach ihren Eigenschaften bzw. nach den verschiedenen Nachweismöglichkeiten können Antikörper in agglutinierende, präzipitierende, komplementbindende und neutralisierende (virusneutralisierende und antitoxische) Antikörper eingeteilt werden.

Tabelle 7: Einteilung der Antikörper

Art des Antikörpers		Wirkung des Antikörpers
präzipitierende		Ausfällung löslicher Antigene
agglutinierende		Zusammenballung körperhafter (korpuskulärer) Antigene
komplementbindende		Komplementbindung, Auflösung von Erythrozyten oder Bakterien
neutralisierende	virusneutralisierende	Aufhebung der Wirkung von Viren bzw. Bakteriengiften
	antitoxische	

Zwischen präzipitierenden und agglutinierenden Antikörpern besteht kein grundlegender Unterschied. Lediglich ist das Antigen im ersten Fall löslich (z. B. Eiweiß), im letzteren Fall korpuskulär (Erythrozyten, Bakterien, Pilze). Auch können präzipitierende Antikörper eine Agglutination bewirken, wenn die entsprechenden löslichen Antigene an die Oberfläche fester Teilchen (z. B. Erythrozyten) angelagert werden.
Präzipitationsreaktionen spielen in der bakteriologischen Diagnostik und Forschung eine Rolle. Auch zu gerichtsmedizinischen Zwecken werden vielfach Präzipitationsreaktionen herangezogen (z. B. Unterscheidung menschliches — tierisches Eiweiß). Viel häufiger werden in der Bakteriologie — entsprechend der korpuskulären Natur der Bak-

terien — Agglutinationsreaktionen verwendet. Das beste Beispiel dafür sind die Grubersche und die Widalsche Reaktion.

Die Grubersche Reaktion dient zur Bestimmung eines unbekannten Bakteriums mit Hilfe eines bekannten Antiserums. Wird ein unbekannter Keim durch ein bekanntes Antiserum agglutiniert, so kann angenommen werden, daß er antigene Bestandteile enthält, gegen die das betreffende Antiserum gerichtet ist. Werden beispielsweise aus dem Stuhl eines typhusverdächtigen Patienten Keime gezüchtet, die auf Spezialnährböden ähnlich den Typhusbakterien wachsen, dann können diese auf dem Objektträger mit entsprechenden Antiseren zur Reaktion gebracht werden. Tritt eine Zusammenballung (Agglutination) auf, so ist die Diagnose gesichert. Bei dieser Reaktion wird also mit Hilfe eines bekannten Antiserums (Antikörper) ein unbekannter Keim (Antigen) bestimmt.

Bei der Widalschen Reaktion ist es umgekehrt. Hier wird im Serum eines Kranken nach zunächst noch unbekannten Antikörpern gesucht; zu diesem Zweck bedient man sich bekannter Antigene. Im vorerwähnten Fall des Typhuskranken sind in der zweiten Krankheitswoche bereits Antikörper gegen Typhusbakterien im Serum des Patienten zu erwarten. Werden nun zum Serum bekannte Antigenpräparationen (von Salmonellen) zugesetzt, so zeigt eine positive Agglutinationsreaktion das Vorhandensein spezifischer Antikörper an. Damit kann ebenfalls die klinische Diagnose erhärtet werden.

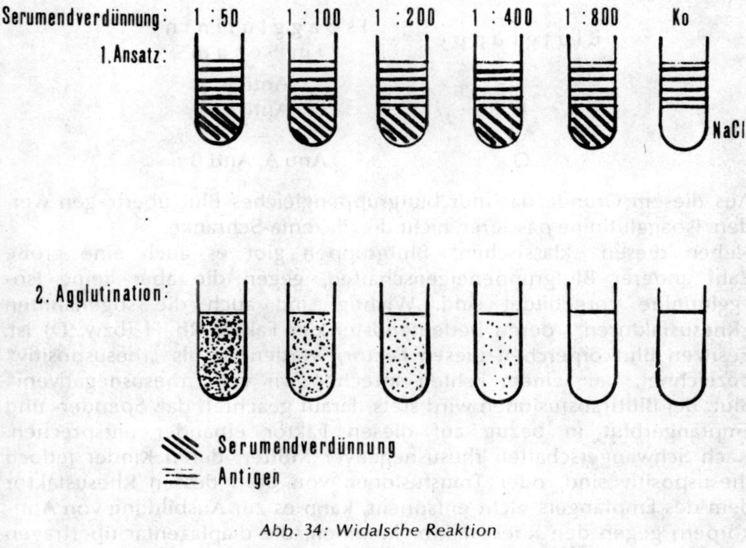

Abb. 34: Widalsche Reaktion

Um in der Widalschen Reaktion Rückschlüsse auf die M e n g e vorhandener A n t i k ö r p e r ziehen zu können, wird eine Verdünnungsreihe des Serums hergestellt und die entsprechende Antigenpräparation zugesetzt. Die höchste Serumverdünnung, die eben noch eine Agglutination bewirkt, nennt man den Titer des Serums. Im allgemeinen soll im Verlauf einer Erkrankung der Antikörpertiter gegen den entsprechenden Erreger ansteigen. Um solch ein Ansteigen der Antikörpermenge (= des Antikörpertiters) feststellen zu können, muß erneut nach sieben bis zehn Tagen solch eine Untersuchung durchgeführt werden. Ein Titeranstieg kann jedoch ausbleiben, wenn frühzeitig eine Antibiotikatherapie einsetzt. Durch eine wirksame Therapie werden nämlich die Keime beseitigt, welche die Antikörperbildung in Gang bringen und unterhalten. Diese Beobachtung betrifft beispielsweise auch die Widalsche Reaktion bei frühzeitig behandelten Typhusfällen.

Das Prinzip der Gruberschen und Widalschen Reaktion beschränkt sich natürlich nicht auf den Typhus allein, sondern hat auch in der Diagnostik anderer bakterieller Erkrankungen seine Gültigkeit.

Kurz erwähnt seien hier auch die Agglutinine gegen rote Blutkörperchen. Die klassischen Blutgruppen des Menschen umfassen die Gruppen A, B, AB und O. Nach der Wienerschen Regel finden sich im menschlichen Serum sogenannte I s o a g g l u t i n i n e — Agglutinine gegen Erythrozyten derselben Spezies —, die gegen jene „klassischen" Blutgruppenantigene gerichtet sind, die der Betreffende auf seinen Blutkörperchen nicht besitzt. Daraus ergibt sich folgende tabellarische Übersicht:

B l u t g r u p p e	I s o a g g l u t i n i n e i m S e r u m
A	Anti B
B	Anti A
AB	—
O	Anti A, Anti B

Aus diesem Grunde darf nur blutgruppengleiches Blut übertragen werden. Isoagglutinine passieren nicht die Plazenta-Schranke.

Neben diesen „klassischen" Blutgruppen gibt es auch eine große Zahl anderer Blutgruppeneigenschaften, gegen die aber keine Isoagglutinine vorgebildet sind. Wichtig sind auch die sogenannten „Rhesusfaktoren", deren bedeutendster der Faktor Rh_0H (bzw. D) ist. Besitzen Blutkörperchen diesen Faktor, werden sie als „rhesuspositiv" bezeichnet, bei seinem Fehlen sprechen wir von „rhesusnegativem" Blut. Bei Bluttransfusionen wird stets darauf geachtet, daß Spender- und Empfängerblut in bezug auf diesen Faktor einander entsprechen. Nach Schwangerschaften rhesusnegativer Mütter, deren Kinder jedoch rhesuspositiv sind, oder Transfusionen von Blut, dessen Rhesusfaktor dem des Empfängers nicht entspricht, kann es zur Ausbildung von Antikörpern gegen den Rhesusfaktor kommen, die diaplazentar übertragen werden können. In solchen Fällen ist die Gefahr eines sogenannten „Morbus hämolyticus neonatorum" gegeben. (Näheres siehe Pathologie und Blutgruppendiagnostik.)

Die oben erwähnten weiteren Blutgruppenfaktoren sind schwächer antigen wirksam und werden bei der Auswahl der Blutspender nicht berücksichtigt. Aus dem Gesagten ergibt sich aber, wie wichtig die Transfusion von gruppengleichem (kompatiblem) Blut ist. Eine Transfusion gruppenunverträglichen (inkompatiblen) Blutes kann zu schweren Zwischenfällen mit Hämolyse, Schockzustand, Verstopfung der Nierenkanälchen und Urämie führen.

Weiters unterscheidet man komplementbindende Antikörper. Sie werden mit Hilfe der sogenannten Komplementbindungs-Reaktionen nachgewiesen. Im Anschluß an die Reaktion mit dem entsprechenden Antigen werden vom Antikörper eine Gruppe von Substanzen, die unter der Bezeichnung „Komplement" zusammengefaßt sind, gebunden. Diese Substanzen sind im frischen, nicht erhitzten Serum in wirksamer Zusammensetzung enthalten. Sind die Antikörper beispielsweise gegen Erythrozyten oder Bakterien gerichtet, so können sie diese bei Vorhandensein von Komplement auflösen; wir sprechen bei solchen Antikörpern auch von Lysinen, und zwar von Hämolysinen bzw. Bakteriolysinen. Auch sind Hämolysine bei der Entstehung von Transfusionszwischenfällen nach Verabreichung inkompatiblen Blutes bedeutsam. Eine typische Komplementbindungs-Reaktion ist die Wassermannsche Reaktion zur Luesdiagnostik. Auch in der virologischen Diagnostik spielen Komplementbindungs-Reaktionen eine große Rolle.

Virusneutralisierende Antikörper werden in sogenannten Neutralisationstesten nachgewiesen. In diesen Reaktionen wird die Wirkung eines Virus auf das Versuchstier, auf die Gewebekultur bzw. das bebrütete Hühnerei durch Zugabe des spezifischen neutralisierenden Antikörpers aufgehoben. Die Anwesenheit und Vermehrung bestimmter Viren in der Gewebekultur bewirkt einen zytopathischen Effekt, im Versuchstier sind Krankheit und Tod und im Hühnerei Absterben des Embryos die Folge. Diese Manifestationen der Virusvermehrung werden durch neutralisierende Antikörper verhindert.

Eine besondere Abart dieser Antikörper sind hämagglutinationshemmende Antikörper, die nicht immer den im Neutralisationstest nachweisbaren Antikörpern entsprechen. Manche Viren haben die Eigenschaft, die roten Blutkörperchen mancher Tierspezies zu agglutinieren. Durch spezifische Antikörper kann dieses Phänomen verhindert werden. Man spricht dann von einem „Hämagglutinations-Hemmtest". Dieser Test hat sich in der Diagnostik der Influenza sehr bewährt (Hirst-Test).

Antitoxische Antikörper sind Antikörper, die die Wirkung von Bakteriengiften neutralisieren. Ihr Nachweis erfolgt im Tierversuch (Aufhebung der Giftwirkung auf das Versuchstier). Auch mit Präzipitationsreaktionen können sie erfaßt werden. Antiseren gegen Tetanus, Diphtherie, Gasbrand enthalten Antitoxine.

Dem Organismus steht außer den Antikörpern auch ein zelluläres Abwehrsystem zur Verfügung. Hier sind es nicht Eiweißkörper, wie die Globuline, sondern Immunzellen, wie die Lymphozyten, die einen spezifischen Infektionsschutz bieten sollen. Eine Immunität kann somit durch Antikörper oder durch Immunzellen bedingt sein. Letztere spielen z. B. bei Tuberkulose, Lepra oder Viruserkrankungen eine bedeutende Rolle. Außerdem können die beiden Abwehrsysteme einander ergänzen.

Bei manchen Krankheitszuständen fehlen die Gammaglobuline im Blut bzw. sind sie stark reduziert (A- oder Hypogammaglobulinämie). In solchen Fällen ist die Abwehrkraft des betreffenden Organismus infolge Fehlens der Antikörper stark vermindert, aber doch noch in gewissem Maß vorhanden, sofern die zelluläre Abwehr nicht beeinträchtigt ist. Zur Prüfung der zellulären Immunität werden unter anderem Hautteste herangezogen.

Ein klassisches Beispiel dafür ist die Tuberkulinreaktion. Vier bis sechs Wochen nach einer Infektion mit Tuberkelbakterien und meist auch nach BCG-Impfung wird dieser Hauttest als Ausdruck einer sogenannten Allergie vom verzögerten Typ positiv. Zur Tuberkulinprobe können Alt-Tuberkulin Koch (ATK) oder gereinigte Tuberkuline verwendet werden. ATK ist das eingeengte Filtrat einer Tuberkelbakterienkultur (Typus humanus). Die Applikation erfolgt mit Hilfe der Salbenprobe nach Moro (Pflasterprobe: Aufbringen der Salbe auf Heftpflaster; Perkutanprobe: Einreiben der Salbe), durch Skarifikation mit dem Pirquetbohrer oder mittels Intrakutanprobe (Mendel-Mantoux). Modernerweise wird auch der Multipunktur-Test oder der „Disk-Tine-Tuberkulin-Test“ verwendet. Auf letzterem Prinzip beruht auch der Tubergen-Test, bei welchem ein kleiner Plastikstempel, aus dem feine mit Tuberkulin benetzte Spitzen ragen, auf die mit Alkohol gereinigte Haut aufgesetzt wird. Die eingesetzten Tuberkulindosen entsprechen meist zehn Einheiten, was einer ATK-Verdünnung von 1 : 1000 entspricht. Um Lokal- und Allgemeinreaktionen zu verhindern, sollen zu hohe Tuberkulindosen nicht verwendet werden. Die Reaktion ist nach 48 Stunden (bzw. 72 Stunden) abzulesen und gilt als positiv, wenn ein Infiltrat von mindestens 5 mm Durchmesser bzw. eine oder mehrere kleine Papeln feststellbar sind.

Die besprochenen spezifischen Abwehrsysteme haben die Aufgabe, den Körper zu schützen und ihm einen wirksamen spezifischen Schutz, eine Immunität, zu verleihen. Alle Maßnahmen und Geschehnisse, die letztlich zu einer Immunität führen, fallen unter den Begriff der Immunisierung. Wir unterscheiden eine aktive und eine passive Immunisierung.

Bei der aktiven Immunisierung bildet der Körper infolge Antigenzufuhr selbst Antikörper, der Schutzzustand setzt erst nach einiger Zeit ein, hält aber längere Zeit an. Bei einer passiven Immunisierung werden bereits vorhandene Antikörper der zu schützenden Person einverleibt, der Schutzzustand setzt sofort oder zumindest sehr rasch ein, dauert aber dafür kürzer als nach aktiver Immunisierung.

Tabelle 8: Übersicht über Immunisierungsvorgänge

Immunisierung	Verabreichung von	Schutz	Immunisierung wird erreicht durch	Zweck
aktiv	Antigen	allmählich einsetzend länger dauernd	Infektion (manifest oder inapparent) Impfung	Prophylaxe
passiv	Antikörpern	schnell einsetzend kürzer dauernd	Gabe von Heilserum diaplazentarer Übertritt von Antikörpern kolosterale Antikörper (Kalb)	Therapie evtl. Prophylaxe

Die tabellarische Übersicht zeigt, daß eine Immunisierung therapeutischen und prophylaktischen Zwecken dienen kann. Während die aktive Immunisierung (Impfung) eine vorbeugende Maßnahme darstellt, wird die passive Immunisierung mit Heilserum vorwiegend zur Therapie verwendet. Heilseren können heterolog sein, d. h. von einer anderen Art stammen; diese sind tierische Heilseren von Pferd, Rind oder Hammel. Homologe Heilseren stammen von derselben Art, sind also menschlichen Ursprungs. Letztere sind wesentlich besser zur Behandlung geeignet, da sie länger im Körper verbleiben und praktisch keine Nebenerscheinungen machen. Erstere werden schneller ausgeschieden und können Überempfindlichkeits-Erscheinungen zur Folge haben (Serumkrankheit, Serumschock). Am gefährlichsten ist ein Serumschock; er kann in kurzer Zeit den Tod des Patienten zur Folge haben. Daher wurde empfohlen, heterologe Seren vor der Applikation in einer Haut- und Augenprobe auszutesten.

Zu diesem Zweck werden 0,1 bis 0,2 ml des 1 : 10 bis 1 : 100 verdünnten Serums i. c. oder einige Tropfen der Lösung in den Bindehautsack getropft. Ist nach 20 Minuten eine Infiltration der Haut oder eine intensive Rötung der Bindehaut zu bemerken, dann müssen andere therapeutische Wege beschritten werden. Diese Teste bieten allerdings keine absolute Gewähr für einen komplikationslosen Ablauf der Serumbehandlung.

Daher soll, wenn nur irgend möglich, ausschließlich homologes Serum verwendet werden.

Leider steht dieses nicht in allen Fällen bzw. nicht immer in genügender Menge zur Verfügung. An homologen Seren sind erhältlich: antitoxisches Tetatnusimmunserum, Pertussishyperimmunglobulin und antivakzinales Hyperimmunglobulin (siehe Pockenimpfung). In Ausnahmefällen können homologe Seren auch prophylaktisch verabreicht werden. So wird humanes Gammaglobulin (antikörperhältig) zur Vorbeugung gegen Hepatitis und in bestimmten Fällen in der Inkubationszeit oder nach Kontakt bei Masern, Röteln oder anderen Infektionskrankheiten verwendet. Heterologe Seren sind z. B. antitoxische Diphtherieseren, Antiseren gegen Gasbrand, Schlangengifte. Wie bei anderen Präparaten sind auch bei Heilseren besonders Bezeichnung, Ablaufdatum und eventuell die Chargennummer zu beachten.

XIV. Impflehre

Die zu prophylaktischen Zwecken vom Arzt durchgeführte aktive Immunisierung wird auch Impfung genannt. Durchgemachte Krankheiten oder stille Feiungen können ebenfalls eine Immunität zur Folge haben, die unter Umständen sogar länger anhalten kann. Impfungen aber haben den Vorteil, daß einerseits die Abwehrmechanismen des Körpers mobilisiert werden, die auch zum Schutz gegen Infektionskrankheiten in Aktion treten — es werden also keine „künstlichen" oder „unnatürlichen" Maßnahmen gesetzt, andererseits können Komplikationen auch ansonsten milder Erkrankungen vermieden und der Zeitpunkt der Impfung ausgewählt werden. Wiederholte Antigenzufuhr führt zu einem starken Anstieg des Antikörpertiters und dadurch zu einem erhöhten Schutzzustand (Booster-Effekt). Deshalb müssen manche Impfungen (z. B. Tetanusimpfung) wiederholt werden.

Wir kennen verschiedene Arten von Impfstoffen, nämlich:

- Lebendimpfstoffe,
- Totimpfstoffe,
- Toxoide,
- Mischimpfstoffe.

Nach Möglichkeit versucht man stets, Lebendimpfstoffe zu verabreichen. Eine Impfung mit Lebendimpfstoffen kommt nämlich dem natürlichen Vorgang der Infektion am nächsten, und der so erreichte Schutzzustand ist auch relativ langdauernd. Lebendimpfstoffe enthalten vermehrungsfähige Mikroorganismen, die aber selbstverständlich keine vollvirulenten Krankheitserreger sein dürfen. Diese müssen vielmehr erst durch Nährboden- oder Tierpassagen soweit abgeschwächt (attenuiert) werden, daß sie keine Krankheitserscheinungen mehr auslösen, aber doch eine wirksame Immunität erzeugen können.

Totimpfstoffe enthalten abgetötete bzw. inaktivierte Mikroorganismen. Sie werden eingesetzt, wenn die Entwicklung eines Lebendimpfstoffes mit dem betreffenden Erreger noch nicht gelungen ist oder wenn die Verabreichung des Lebendimpfstoffes bei bestimmten Patienten wegen möglicher Komplikationen nicht günstig erscheint oder aus anderen Gründen zur Zeit nicht möglich ist.

Weiters können Totimpfstoffe zur Vorimpfung vor Lebendimpfungen verwendet werden (siehe z. B. Pockenimpfung). Totimpfstoffen sind oft noch Hilfsstoffe zugesetzt, um ihre Wirksamkeit zu erhöhen bzw. die Immunantwort des Körpers zu verbessern. Solche Hilfsstoffe nennt man Adjuvantien. Sie sind in Adsorbatimpfstoffen enthalten.

Toxoide sind entgiftete Ektotoxine, die in Einzel- oder Mischimpfstoffen enthalten sind. Die Entgiftung erfolgt durch längere Inkubation des Rohtoxins mit Formaldehyd bei einer bestimmten Temperatur; anschließend werden verschiedene Reinigungsverfahren angeschlossen.

Diese Impfstoffe dienen zur Erzeugung einer antitoxischen Immunität. Leider ist noch nicht bei allen Bakteriengiften, die für die Menschen gefahrbringend sind, eine Entgiftung gelungen.
Mischimpfstoffe enthalten verschiedene Impfstoffe in einer Ampulle. Somit kann mit einer Injektion gegen verschiedene Antigene immunisiert werden. Nur Totimpfstoffe und Toxoide sind zur Zeit auf diese Weise kombiniert. Impfstoffe, die lebende und abgetötete Erreger enthalten, sind nicht im Handel. In Lebendimpfstoffen können nicht verschiedenartige Erreger gemischt werden, da zwischen Impfungen mit lebenden Keimen meist ein Intervall eingeschoben werden muß, um das Impfrisiko so niedrig wie möglich zu halten. Hingegen können in einem Lebendimpfstoff verschiedene Typen eines Erregers enthalten sein (z. B. Kinderlähmung-Oralimpfung; in einer Impfdosis sind Typ I, II und III enthalten).
Mischimpfstoffe dürfen nicht mit Simultanimpfungen verwechselt werden. In letzterem Fall werden ein Impfstoff und ein Heilserum an verschiedenen Stellen des Körpers gleichzeitig verabreicht.

Tabelle 9: Impfstoffarten

Lebendimpfstoffe	Totimpfstoffe	Toxoide	Mischimpfstoffe
BCG	Pertussis	Diphtherie	Diphtherie-Tetanus
Pocken	Masern	Tetanus	Diphtherie-Pertussis-Tetanus
Poliomyelitis (Sabin)	Poliomyelitis (Salk)		Diphtherie-Pertussis-Tetanus-Poliomyelitis
Masern	Grippe		dieselben + Masern
Röteln	Typhus		Poliomyelitis-Tetanus
Gelbfieber	Paratyphus		Poliomyelitis-Tetanus-Diphtherie
	Cholera		Typhus-Paratyphus (= TAB)
	Vaccinia-Antigen (für Vorimpfung vor Pockenimpfung)		Typhus-Paratyphus-Cholera
	Lyssa (HEMPT, Enteneierimpfstoff)		Typhus-Paratyphus-Cholera-Tetanus

BCG-Impfung

Die Impfung erfolgt mit einem abgeschwächten bovinen (vom Rind stammenden) Tuberkulosestamm. Bei uns erfolgt die Impfung intrakutan durch Injektion (prinzipiell kann die Impfung auch durch Skarifikation oder Multipunktur erfolgen). Zu beachten ist, daß eine subkutane Injektion zu Nekrosen führen kann. Geimpft werden Säuglinge und tuberkulinnegative Personen (z. B. im Schulalter). Auch für tropische Gebiete ist diese Impfung gut geeignet. Die Wirksamkeit der Impfung ist nach statistischer Auswertung sehr gut. Mit dem Rückgang der Tuberkulose in Europa müssen Erfolgsaussichten und Impfkomplikationen gegeneinander abgewogen werden. Letztere sind bei Hypo- oder Agammaglobulinämie bzw. Defekten der lymphatischen Abwehr zu befürchten.

Pockenschutzimpfung

Die Pockenschutzimpfung wird ebenfalls mit einem Lebendimpfstoff durchgeführt. Die Impfstofferzeugung erfolgt durch Skarifikation und Infektion der Bauchhaut von Kälbern. Die Pusteln und Schorfe werden abgekratzt und weiterverarbeitet. Der Pockenimpfstoff steht zur Verfügung:

1. als Lymphe in Kapillaren (Laufzeit maximal ein Monat bei Lagerung im Kühlschrank);
2. als Trockenimpfstoff (lyophilisierter Impfstoff); dieser lang haltbare Impfstoff ist in Österreich derzeit in Ausarbeitung.

Obwohl 1923 der letzte Pockenfall in Österreich zu verzeichnen war, ist diese Impfung auch heute noch sehr aktuell. Diese Erkrankung kann durch den internationalen Reiseverkehr jederzeit aus einem anderen Land eingeschleppt werden.

Die Pockenschutzimpfung ist die einzige gesetzlich vorgeschriebene Impfung in Österreich. Die für die Erst- und Wiederimpfung vorgesehenen Termine wurden vom österreichischen Obersanitätsrat im Impfplan, der als Empfehlung zu werten ist, eingeordnet. Die Erstimpfung soll innerhalb der ersten drei Lebensjahre des Kindes, am besten im zweiten oder dritten Lebensjahr, durchgeführt werden. Die gesetzliche Wiederimpfung erfolgt im zwölften Lebensjahr. Neben der Pflichtimpfung ist auch die Impfung bei Einreise in bestimmte Gebiete notwendig. Sie ist vom Arzt im internationalen Impfzeugnis einzutragen und mit dem Stempel der zuständigen Landesregierung zu versehen.

Die Impfung erfolgt durch zweimalige Skarifikation mit der Impflanzette. Die Art der Impfung ist in Österreich ebenso wie die Verwendung des Impfstoffes gesetzlich vorgeschrieben. Andere Methoden (Multipunktur, Mehrfachdruckverfahren oder Impfung mit der Impfpistole) sind nicht gestattet, auch Injektionsimpfungen, die für Erstimpfungen wohl Nachteile, aber keine wesentlichen Vorteile gezeigt haben, sind nicht mehr erlaubt.

Die Ablesung der Impfreaktion muß bei der Erstimpfung am siebenten Tag erfolgen. Eine Erstimpfungsreaktion besteht in der Entwicklung von Impfpusteln, die verkrusten; die Krusten fallen meist drei Wochen nach der Impfung ab. Durch diese Impfung entsteht eine typische Pockenimpfnarbe. Eine Wiederimpfreaktion ist am dritten und siebenten Tag abzulesen; sie kann eine Pustel-, Bläschen- oder Knötchenreaktion sein.

Erstimpfungen bei Personen, die das dritte Lebensjahr überschritten haben, bergen die Gefahr von Gehirnkomplikationen (postvakzinale Enzephalitis). Auch nach Erstimpfungen innerhalb der ersten drei Lebensjahre kommen derartige Komplikationen (postvakzinale Enzephalitis oder Enzephalopathie) vor und in verschwindender Zahl auch nach Wiederimpfungen (postvakzinale Enzephalitis). Bei überalteten Erstimpflingen (also nach dem dritten Geburtstag) sind sie jedoch so häufig, daß eine Impfung nur unter besonderen Sicherheitsvorkehrungen möglich ist. Wir haben zwei Möglichkeiten zu diesem Zweck zur Verfügung:

1. Vorimpfung mit Vakzinia-Antigen (einem Totimpfstoff),
2. Simultanimpfung mit antivakzinalem Hyperimmunglobulin.

Im ersteren Fall wird ein inaktivierter Impfstoff verabreicht und ein bis zwei Wochen später die Hauptimpfung mit dem Lebendimpfstoff durchgeführt (zweizeitige Methode). Bei der zweiten Methode wird gleichzeitig mit der Impfung (Lebendimpfstoff) ein Gammaglobulinpräparat vom Menschen verabreicht, das Antikörper gegen Vakzinevirus enthält (einzeitige Methode). Durch diese Maßnahmen werden cerebrale Komplikationen verhindert bzw. so weit herabgesetzt, daß das Risiko der Impfung höchstens dem einer Erstimpfung in den ersten drei Lebensjahren gleichkommt. Es sind weitere Nebenerscheinungen und Komplikationen dieser Impfung bekannt, die zum Großteil das Hautorgan betreffen. Daher ist besonders zu beachten, daß Menschen, die an Ekzem, Neurodermitis, Verbrennungen und ähnlichem leiden, diese Impfung nicht erhalten sollen. Auch fieberhafte Infekte, akute Allergien, entzündliche Erkrankungen der inneren Organe, Erkrankungen des Blutbildungssystems und eine Schwangerschaft sind ein Ausschließungsgrund für eine Pockenimpfung. Das Impfvirus kann nämlich diaplazentar übertreten und zu Fruchtschäden führen. Vor allem Impfungen in den ersten drei Schwangerschaftsmonaten sind besonders gefährlich. Während der Schwangerschaft soll jedoch überhaupt nicht gegen Pocken geimpft werden, da die Möglichkeit von Impfschäden auch zu späteren Zeitpunkten der Schwangerschaft nicht völlig ausgeschlossen werden kann. Im Gegensatz zur Poliomyelitisimpfung sind bei der Pockenschutzimpfung ein abgelaufener Hirnschaden bzw. eine Erkrankung des Zentralnervensystems oder seiner Hüllen, selbst wenn sie völlig abgeheilt sind, als dauernder Impfausschluß dem Gesetz nach zu bewerten.
Dies sind einige wenige Gesichtspunkte, die bei einer Impfung gegen Pocken zu beachten sind. Es können sich aber darüber hinaus vielschichtige Probleme ergeben, die eine genaue Fachkenntnis erfordern.

Tabelle 10: Impfplan (Empfehlung des OSR)

1. Lebenswoche:	BCG-Impfung
4., 5. und 6. Lebensmonat:	dreimalige Diphtherie-Pertussis-Tetanus-Impfung
4. bis 15. Lebensmonat:	Polio-Oralimpfung
9. bis 12. Lebensmonat:	Masern-Impfung
2. bis 3. Lebensjahr:	gesetzlich vorgeschriebene Schutzimpfung gegen Pocken
2. Lebensjahr:	Diphtherie-Tetanus-Impfung
6. Lebensjahr (vor Schuleintritt):	Diphtherie-Tetanus-Impfung (Auffrischungsimpfung gegen Masern)
7. Lebensjahr (nach Schuleintritt):	Polio-Oralimpfung BCG-Impfung (wenn Tuberkulin-Probe negativ)
10. Lebensjahr:	Tetanus-Impfung
11. Lebensjahr:	Polio-Oralimpfung
12. Lebensjahr:	gesetzlich vorgeschriebene Wiederimpfung gegen Pocken
15. Lebensjahr (vor Schulaustritt):	Tetanus-Impfung Polio-Oralimpfung BCG-Impfung (wenn Tuberkulin-Probe negativ)

P o l i o m y e l i t i s s c h u t z i m p f u n g

Zur Impfung gegen Poliomyelitis stehen ein Lebend- (nach Sabin) und ein Totimpfstoff (nach Salk) zur Verfügung.

Mit Hilfe der L e b e n d i m p f u n g kann eine paralytische und auch aparalytische Poliomyelitis (Kinderlähmung mit und ohne Lähmung) verhindert werden; durch die Salksche Impfung bleiben die aparalytischen Fälle unbeeinflußt. Ein weiterer Vorteil der Lebendimpfung liegt in der Nachahmung der natürlichen Infektion infolge oraler Verabreichung. Auf diese Weise sind Lebendimpfung und Infektion nicht nur definitionsgemäß ähnliche Vorgänge, sondern benützen auch denselben Infektionsweg. Daher spielt auch eine lokale „Darmimmunität" für die Ausbildung eines Schutzzustandes eine wichtige Rolle. Durch die Sabinsche Impfung gelang es auch, das Impfvirus in der Bevölkerung zirkulieren zu lassen, wodurch das „Wildvirus" mehr oder weniger zurückgedrängt wurde. Alle diese Erkenntnisse und auch die Tatsache, daß Massenimpfungen mit einer oralen Impfmethode viel leichter durchführbar sind und der

Impfschutz länger anhält, zeigen den Vorteil der Lebendimpfung. Mit ihrer Durchführung sind aber auch gewisse Verpflichtungen bzw. Gefahren in epidemiologischer Hinsicht verbunden. So ist man verpflichtet, immer wieder Impfaktionen durchzuführen und dadurch den Durchimpfungsgrad einer Bevölkerung zu erhalten bzw. zu verbessern. Die Gefahr besteht darin, daß die Bedeutung einer Erkrankung, die scheinbar eingedämmt ist, unterschätzt wird. Wenn das Interesse an der Impfung und dadurch nach einiger Zeit auch der Durchimmunisierungsgrad abnehmen, kann sich das „Wildvirus" wieder ausbreiten. Der Ausbruch von Epidemien ist dann unvermeidlich. Eine ständige Aufklärung der Bevölkerung in diesem Sinn ist unerläßlich.

Aber auch der Totimpfstoff hat seine Anwendungsbereiche. Es ist durchaus möglich, daß zu den für die Impfaktionen vom Gesundheitsamt vorgesehenen Terminen eine Impfung nicht möglich ist, da das Kind erkrankt oder die Impfung aus anderen Gründen nicht möglich war (Geburtstermin, Reisen bei Erwachsenen u. a. m.). In solchen Fällen wird man zunächst den Totimpfstoff allein oder als Teilkomponente eines Mischimpfstoffes verwenden. Eine Lebendimpfung wird dann zu einem geeigneten Zeitpunkt angeschlossen. In manchen Ländern ist überhaupt die Impfung mit Totimpfstoff populär und allgemein üblich. Allerdings muß dort eben auf die Vorteile der Lebendimpfung verzichtet werden.

Zur Durchführung der Impfung mit Lebendimpfstoff standen bisher im In- und Ausland mono-, bi- und trivalente Impfstoffe (Impfstoffe, die einen, zwei oder alle drei Erregertypen enthalten) und verschiedene Impfschemata zur Verfügung. Zur Zeit verfügen wir über trivalente, gut stabilisierte Lebendimpfstoffe. Sie enthalten Typ I, II und III in einem Impfstofffläschchen. Das Problem der Interferenz (siehe Seite 152) spielt hier keine Rolle. Die Impfung erfolgt durch Auftropfen von drei Tropfen Impfstoff auf ein Stück Zucker und orale Verabreichung; sie wird nach sechs bis acht Wochen wiederholt. Eine Auffrischungsimpfung soll nach einem Jahr erfolgen. Die Wirksamkeit dieser Impfung hält sehr lange an, ihre Dauer wird verschieden beurteilt. Jedoch ist es empfehlenswert, diese Auffrischungsimpfung (eine Dosis) alle fünf Jahre zu wiederholen (wenn auch der Impfschutz meist länger anhält). Kontraindikationen gegen die Lebendimpfung sind akut fieberhafte Zustände und Durchfälle. Bei Impfungen in der Schwangerschaft kommt es nicht zu einer Erhöhung der Abortusrate. Aus verschiedenen theoretischen Überlegungen ist aber zunächst noch von einer oralen Impfung in der Schwangerschaft, wenn nicht unbedingt nötig, Abstand zu nehmen.

Impfungen mit Totimpfstoff sollen ebenfalls bei akut entzündlichen Erkrankungen, aber auch bei schweren Allergien nicht durchgeführt werden. Die Impfung erfolgt dreimal hintereinander mittels Injektion im Abstand von vier bis sechs Wochen.

Nebenerscheinungen wurden bei beiden Arten der Impfung nur selten beobachtet.

Masernschutzimpfung

Infolge der hohen Komplikationsrate bei Masernerkrankung ist die Impfung wichtig. Vor allem sind Erkrankungen des Zentralnervensystems mit einer Häufigkeit von etwa 1 : 1000 bei älteren Kindern gefürchtet. Zur Impfung stehen Lebend- und Totimpfstoffe zur Verfügung. Die alten formolinaktivierten Totimpfstoffe führten zu Sensibilisierungen und sind heute wohl als überholt anzusehen. Bei anderen weiterentwickelten Totimpfstoffen (Spaltimpfstoffen) ist dies nicht der Fall. Eine dreimalige Impfung im Abstand von vier bis sechs Wochen, die obligat von einer Lebendimpfung nach neun bis zwölf Monaten gefolgt sein muß, ist aus verschiedenen Gründen besonders bei Kleinkindern empfehlenswert. (Die Impfung nur mit Totimpfstoff würde die Masernerkrankung nur in ein höheres Alter — mit mehr Komplikationen — verschieben.) Eine Lebendimpfung kann selbstverständlich auch allein, ohne vorherige Impfung mit Totimpfstoff, verabreicht werden. Prinzipiell haften ihr auch alle Vorteile an, die bisher bei Lebendimpfungen erwähnt wurden. Sie ist am günstigsten erst ab dem neunten Lebensmonat zu verabreichen (falls vorher kein Totimpfstoff verabreicht wurde). Der Impfschutz hält mindestens fünf Jahre an.

Rötelnschutzimpfung

Zur Impfung gegen Röteln steht seit kurzem ein Lebendimpfstoff zur Verfügung. Die Impfung ist von Interesse, da eine Rötelnerkrankung während einer Schwangerschaft (besonders gefährlich in den ersten drei Monaten) zu Mißbildungen oder einem Fruchttod führen kann. Die Indikation zur Impfung betrifft einen beschränkten Personenkreis (besonders gefährdete Frauen, eventuell Mütter, die noch nie an Röteln erkrankt waren, nach dem ersten Kind). Schwangere Frauen dürfen nicht geimpft werden. Nähere Erfahrungen, vor allem über die Dauer des Impfschutzes, sind noch ausständig.

Tetanusschutzimpfung

Für die Impfung gegen Tetanus wird ein Toxoid-Impfstoff verwendet, der allein oder in Form von Mischimpfstoffen verabreicht wird. Beim Erwachsenen bewirken zwei Injektionen im Abstand von vier bis sechs Wochen (höchstens zwölf Wochen) eine sogenannte Grundimmunisierung. Nach einer weiteren Injektion, die nach etwa einem Jahr zu geben ist, wird eine Vollimmunisierung erreicht, die stets innerhalb von fünf Jahren aufgefrischt werden soll. Dadurch wird die Verabreichung von antitoxischen Seren bei Verletzungen nicht mehr notwendig. Eine Erinnerungsinjektion (Boosterinjektion) des Impfstoffes genügt, um innerhalb kürzester Zeit einen schützenden Antikörperspiegel zu erzeugen. Dadurch werden auch der Nachteil bzw. die Gefahren einer Verabreichung von heterologem Heilserum umgangen. Die Wichtigkeit der Immunisierung gegen Tetanus geht auch aus den Untersuchungen über die Erkrankungshäufigkeit hervor. Die Erkrankung tritt fast ubiquitär auf. Nach Überstehen der Erkrankung bleibt keine Immunität zurück. Impfaktionen (z. B. mit Impfpistole) sind daher äußerst begrüßenswert. Komplikationen dieser Impfung sind relativ selten und praktisch nur lokaler Natur.

Diphtherieschutzimpfung

Auch zu Impfungen gegen Diphtherie steht ein Toxoidimpfstoff zur Verfügung (siehe auch Mischimpfstoffe). Sie werden in dreimaliger Folge, am besten im dritten oder vierten bis sechsten Lebensmonat, verabreicht und nach 15 bis 18 Monaten wiederholt. Auffrischungsimpfungen können bis zum sechsten Lebensjahr gegeben werden. Nach diesem Zeitpunkt, vor allem aber nach dem zehnten Lebensjahr, soll vor Durchführung der Impfung (falls eine solche überhaupt nötig erscheint) eine Austestung des Patienten durchgeführt oder aber eine geringere Impfdosis verabreicht werden. Bei Erwachsenen können unter Umständen als Impffolge lokale allergische Erscheinungen und Allgemeinerscheinungen auftreten. Kontraindikationen gegen die Impfung sind akute fieberhafte Infekte und Fieberkrämpfe bei Kleinkindern. Jedenfalls handelt es sich um eine sehr gute und empfehlenswerte Impfung, deren Erfolge durch eingehende Untersuchungen bewiesen sind.

Keuchhustenschutzimpfung

Impfungen gegen Keuchhusten werden mit einem Totimpfstoff durchgeführt, der praktisch immer in Form eines Mischimpfstoffes zusammen mit Diphtherie- und Tetanustoxoid verabreicht wird. Sie sollen möglichst frühzeitig vorgenommen werden, da die Letalität an Pertussis im ersten Lebensjahr besonders hoch ist. Nach dem dritten Lebensjahr ist eine Impfung gegen Keuchhusten kontraindiziert, da dann die Gefahr von Impfkomplikationen besonders groß ist. Neben lokalen Nebenerscheinungen, die unangenehm, aber nicht gefährlich sind, kennen wir Allgemeinerscheinungen, von denen vor allem Schockzustände und akute Hirnschäden gefürchtet werden. Unter Umständen kann es auch bei Kleinkindern hin und wieder schon nach der ersten Impfung zu Krampfzuständen kommen. Weitere Impfungen gegen Keuchhusten sind dann auf jeden Fall zu unterlassen.

Grippeschutzimpfung

Auch Grippeschutzimpfungen werden mit Totimpfstoffen durchgeführt. In Zusammenhang mit dieser Impfung bestehen verschiedene Probleme:
Influenzaviren haben die Fähigkeit, ihre Eigenschaften zu verändern, weshalb eine dauernde Überprüfung der Impfstoffe notwendig ist. Wenn zwischen dem Auftreten einer durch einen neuen Subtyp hervorgerufenen Epidemie und ihrem Eintreffen in anderen Ländern sechs Monate verstreichen, so genügt dies, um einen neuen Impfstoff zu erzeugen.

Der Impfschutz dauert maximal ein Jahr. Dadurch sind jedes Jahr Impfungen nötig. Es gibt auch andere Erkältungskrankheiten, gegen welche diese Impfung nicht hilft. Wohl aber ist Influenza eine relativ häufige Erkrankung (bis 15 – 20 Prozent der Erkältungen in Nichtepidemiezeiten); zusätzlich ist diese Erkrankung besonders komplikationsbelastet.

Bei drohender Epidemie sind Impfungen mit geeigneten Impfstoffen auf jeden Fall günstig. Nach Ausbruch einer Epidemie kommt modernerweise eine Chemoprophylaxe in Frage (Adamantanamin), die mit einer Impfung gekoppelt werden kann. Die Impfung ist bei folgenden Personen oder Personengruppen besonders zu empfehlen: alten Menschen, Herz- und Kreislaufkranken, Personen mit Emphysembronchitis, Zuckerkranken, Leuten, die erfahrungsgemäß zu Erkältungen oder Komplikationen bei Erkältungskrankheiten neigen; eventuell Kindern bzw. Schulkindern; wenn infolge von Exposition durch Arbeiten auf engem Raum, unter besonderen Temperaturverhältnissen u. dgl. besondere Ansteckungsmöglichkeiten bestehen (Betriebsimpfungen). Kontraindikationen sind vor allem akute Erkältungskrankheiten, eventuell Allergien gegen Hühnereiweiß, jedoch nicht Schwangerschaft.

Tollwutschutzimpfung

Gegen Tollwut stehen eine Reihe von Impfstoffen zur Verfügung. Von Bedeutung sind besonders inaktivierte Impfstoffe (nach Hempt), eventuell auch ein inaktivierter Enteneierimpfstoff (nicht in Österreich). Gewebekulturimpfstoffe bzw. besonders gereinigte Impfstoffe sind in Ausarbeitung. Die Impfung sollte an einem Spezialinstitut durchgeführt werden. Da einerseits nach diesen Impfungen Impfkomplikationen bekannt sind (allergische Encephalitis), andererseits die Erkrankung eine lange Inkubationszeit hat, werden derzeit nur Impfungen nach Bißverletzungen durchgeführt. Die Gesichtspunkte, unter denen diese Impfung vorzunehmen ist, sind von der WHO in Form von Empfehlungen niedergelegt worden.

Weitere Impfungen

Für Reisen in tropische Gebiete sind neben der Pockenimpfung Impfungen gegen Gelbfieber und Cholera fallweise verpflichtend, und zwar vor allem dann, wenn die Reise in eine entsprechende Endemiezone erfolgt. Endemiegebiete für Gelbfieber sind Mittelafrika und nördliche Teile von Südamerika. Die Impfung wird mit einem Lebendimpfstoff in besonderen, der Weltgesundheitsorganisation bekanntgegebenen Impfstellen durchgeführt. Sie darf also nicht von jedem Arzt durchgeführt werden. Neben akuten entzündlichen Erkrankungen und Schwangerschaft sind Allergien gegen Hühnereiweiß eine Gegenanzeige gegen die Impfung. Der Impfschutz setzt nach zehn Tagen ein und dauert zehn Jahre. Nebenerscheinungen sind selten (eventuell Fieber).

Gegen Cholera wird mit einem Totimpfstoff geimpft, der im Abstand von zwei bis vier Wochen, eventuell kombiniert mit Typhus-Paratyphus-Impfstoff, verabreicht wird. Endemiegebiete sind derzeit der Mittlere und Ferne Osten, jedoch ist ein fallweises Aufflackern im Nahen Osten und in afrikanischen Gebieten ebenfalls möglich bzw. aus der jüngeren Vergangenheit bekannt. Der Impfschutz setzt acht Tage nach erfolgter Impfung ein und dauert sechs Monate.

Nicht obligat, aber für manche Länder und Situationen empfehlenswert, sind Impfungen gegen Typhus und Paratyphus (siehe Mischimpfstoffe). Zu diesem Zweck stehen Totimpfstoffe zur Verfügung, die injiziert bzw. peroral verabreicht werden. Orale Impfstoffe werden sehr gut vertragen, nach Injektionsimpfungen sind Allgemeinreaktionen (z. B. Fieber, selten Kollaps) und lokale Infiltrate bekannt. Die Wirksamkeit, vor allem gegen Paratyphus, soll bei oralen Impfstoffen besser sein.

Zu beachten ist, daß die erwähnten Impfungen gegen Darmkrankheiten keinen unbedingt sicher wirksamen Schutz erzeugen. Sie sind daher durch Maßnahmen der Expositionsprophylaxe im Bedarfsfall zu ergänzen.

Autovakzine

Die Autovakzine stellt einen Sonderfall eines Totimpfstoffes dar. Es handelt sich dabei um Mikroorganismen, die aus Patientenmaterial gezüchtet wurden und nach Inaktivierung in steigenden Dosen demselben Patienten injiziert werden. Diese Injektionen sollen infolge eines zusätzlichen antigenen Reizes eine bessere Antikörperbildung veranlassen. Anwendungsgebiete sind z. B. chronische Eiterungen.

XV. Luft

Die Erde ist von einer mehr als tausend Kilometer dicken Lufthülle umgeben. Die Dichte dieses Luftmantels und der Sauerstoffgehalt nehmen mit steigender Entfernung von der Erdoberfläche ab.

Luftdruck

Da die Luft wie jeder Stoff ein Gewicht besitzt (1 l Luft wiegt bei Normaldruck 1,293 g), drückt die Lufthülle auf die Oberfläche der Erde. Das Gewicht einer über 1 cm^2 stehenden Luftsäule bezeichnen wir als Luftdruck. Dieses Gewicht beträgt im Niveau des Meeresspiegels 1,033 kg, was dem Gewicht einer auf die gleiche Fläche drückenden Quecksilbersäule von 760 mm oder einer Wassersäule von etwa 10 m Höhe entspricht. Man bezeichnet diesen Druck als Normaldruck. Der Luftdruck wird entweder in mm Hg (Millimeter Quecksilbersäule; Hg = chem. Zeichen für Quecksilber) oder in mb (Millibar) angegeben. 1 mb entspricht ca. 0,74 mm Hg.

Entsprechend der abnehmenden Dichte der Lufthülle mit steigender Entfernung vom Meeresniveau sinkt auch der Luftdruck.

Meeresniveau	760 mm Hg
1 000 m Höhe	674 mm Hg
2 000 m Höhe	ca. 600 mm Hg
5 000 m Höhe	ca. 400 mm Hg
100 000 m Höhe	0,006 mm Hg

Bergsteiger oder Menschen in Flugzeugen ohne Druckkabine können als Folge des geringen Luftdruckes von der Berg- oder Höhenkrankheit befallen werden. Sie zeichnet sich in Beschleunigung von Atmung und Herzschlag, rascher Ermüdbarkeit, Augenflimmern, Appetit- und Schlaflosigkeit aus. Ursache der Höhenkrankheit ist das verminderte Sauerstoffangebot in der dünneren Luft, eine stärkere Füllung der Blutgefäße von Haut und Schleimhäuten und Darmblähung durch Ausdehnung der nun unter geringerem Außendruck stehenden Darmgase.
Vom Luftdruck wird auch die Siedetemperatur von Flüssigkeiten beeinflußt. Da eine Flüssigkeit dann siedet, wenn der Gasdruck in ihr gleich dem auf ihr lastenden Luftdruck ist, siedet jede Flüssigkeit unter verringertem Druck bei niedrigerer bzw. unter erhöhtem Druck bei höherer Temperatur als unter Normaldruck; dies ist auch beim Autoklavieren von Bedeutung.

Wasser siedet

auf Meeresniveau (760 mm Hg) bei 100° C,

in 539 m Höhe (Wolfgangsee) (707 mm Hg) bei 98° C,

in 2996 m Höhe (Dachstein) (526 mm Hg) bei 90° C,

in 4810 m Höhe (Mont Blanc) (417 mm Hg) bei 84° C.

Wasserdampf

fehlt nie in der Luft, doch ist die Menge sehr verschieden und hängt von der Wasserverdunstung ab.
Luft bestimmter Temperatur kann nur eine ganz bestimmte Menge Wasserdampf aufnehmen, bis sie gesättigt ist. Diese maximale in gasförmigem Aggregatzustand befindliche Wassermenge wird in g/m³ Luft als „maximale Feuchte“ angegeben. Mit steigender Lufttemperatur steigt die maximale Feuchte. Kühlt sich eine mit Wasserdampf gesättigte Luft ab, so sinkt auch ihre Dampfaufnahmefähigkeit, sie ist also übersättigt und muß den Überschuß an Wasserdampf abgeben. Dieser kondensiert an festen Teilchen (Staub) oder an kälteren Gegenständen (Fensterscheiben geheizter Zimmer usw.). Das Kondensat kann als Nebel und Wolken in der Luft schweben bleiben oder als Regen und Hagel zu Boden fallen oder sich in Form von Tau, Reif oder Kondenswassertröpfchen niederschlagen. Besonders begünstigt wird die Nebelbildung durch eine starke Belastung der Luft mit Rauchteilchen, welche als Kondensationskerne für die Nebeltröpfchen dienen. Nur wenn die Luft frei von Stäubchen ist, kann sie eine Zeit lang übersättigt bleiben.
Die tatsächlich gemessenen Mengen Wasserdampf werden als „absolute Feuchte“ bezeichnet. Bei Sättigung hat die absolute Feuchte den Wert der „maximalen Feuchte“ erreicht. Von hygienischem Interesse ist die „relative Feuchte“, die angibt, wieviel Prozent der maximalen Feuchte die absolute Feuchte beträgt. Wir empfinden nur ein bestimmtes Verhältnis der relativen Feuchte zur Lufttemperatur als behaglich. Mit hoher Temperatur kombinierte hohe relative Feuchte ruft das Gefühl der Schwüle hervor und kann in tropischen Gebieten (bis zu 100 Prozent relativer Feuchte) besonders bei Europäern die Schwülekrankheit (mit Unruhe, Mattigkeit, Schweißausbrüchen, Erregbarkeit bis zum Auftreten von Halluzinationen) hervorrufen. Als Ausdruck der Wärmestauung kann es weiters zu Übelkeit, Augenflimmern und Ohnmacht kommen. Ohnmachtsanfälle in geschlossenen Räumen, bei Versammlungen und dergleichen sind jedoch meist nicht durch Wärmestauung bedingt, sondern auf psychische Faktoren zurückzuführen. Zu geringe relative Luftfeuchte, wie sie auch in überheizten Zimmern auftreten kann, verursacht ein unangenehmes Gefühl in Nase und Rachen durch zu starke Austrocknung.

Die chemische Zusammensetzung der Luft

Die Luft ist ein Gemisch verschiedener Gase:
78 % Stickstoff (N_2),
21 % Sauerstoff (O_2),
1 % Edelgase, Kohlendioxid, Wasserstoff-, Schwefel- und Stickstoffverbindungen.
Die Luft enthält ferner wechselnde Mengen von Wasserdampf sowie von gasförmigen und festen Verunreinigungen.

Sauerstoff (O_2)

ist für alle Verbrennungsvorgänge notwendig. Auch im Körper aller Lebewesen laufen solche Prozesse ab, die man wegen des chemischen Vorganges der Aufnahme von Sauerstoff (lateinischer Name: Oxygenium) als Oxydation bezeichnet.
Der Mensch und die Tiere nehmen den für ihren Stoffwechsel notwendigen Sauerstoff durch die Lunge auf. Bei einem Atemzug schöpft ein erwachsener Mensch ungefähr ½ l Luft; das ergibt bei 16 bis 18 Atemzügen in der Minute täglich ca. 1200 l Luft.
Sinkt der Sauerstoffgehalt der eingeatmeten Luft von normalerweise 21 Prozent auf 15 Prozent, so wird dies bereits als unangenehm empfunden; eine weitere Verringerung des Luftsauerstoffes unter acht Prozent wird lebensgefährlich. Die betroffenen Menschen verlieren ohne Warnung durch irgendwelche Vorzeichen wie Erstickungsangst das Bewußtsein und sterben.
Der mit der Atemluft aufgenommene Sauerstoff wird vom Hämoglobin (Blutfarbstoff) der roten Blutkörperchen in den Lungenkapillaren gebunden. Das Hämoglobin wird dadurch zum hellroten Oxyhämoglobin, welches den Sauerstoff zu den einzelnen Körperzellen transportiert und an diese abgibt. Die Zellen benötigen Sauerstoff für ihren Stoffwechsel. Bei den nun ablaufenden Oxydationsvorgängen wird er verbraucht, und die Zellen geben CO_2 ab. Dieses Kohlendioxid wird im Blut in die Lungenkapillaren transportiert und dort an die Ausatemluft abgegeben.
Die Ausatemluft enthält also weniger O_2 und mehr CO_2 als die Einatemluft, nämlich 15,4 Prozent O_2 und 4,4 Prozent CO_2.
Reiner Sauerstoff kann kurze Zeit ohne Schädigung eingeatmet werden, doch wird zur Beatmung bewußtloser oder narkotisierter Patienten besser ein Gemisch aus 95 Prozent O_2 und 5 Prozent CO_2 verwendet, weil CO_2 das Atemzentrum anregt. Sauerstoff wird ferner noch in Inkubatoren (Brutkästen zur Aufzucht Frühgeborener) benötigt. Man ist hier bemüht, mit möglichst niedriger Konzentration (bis höchstens 30 Prozent) und kurzen Aufenthaltszeiten im Inkubator auszukommen, da ein zu reichliches O_2-Angebot bei Frühgeborenen Augenschädigungen (Membranbildung im vorderen Abschnitt des Glaskörpers) verursachen kann.
Sauerstoff wird auch im Überdruck zur Therapie von Erkrankungen durch Clostridien (z. B. Gasbrand) eingesetzt.

Da O_2 die Verbrennung fördert, kann es durch unsachgemäße Handhabung von reinem Sauerstoff zu Explosionen kommen, z. B. wenn O_2 auf Fett auftrifft. Man darf daher Ventile und Hähne von Sauerstoffleitungen (Narkosegeräte!) nicht einfetten. Es ist weiterhin zu beachten, daß Gasflaschen nicht umfallen dürfen, weil dadurch entstehende Sprünge die Flasche zur Explosion bringen können. Gasflaschen müssen daher stets liegend aufbewahrt oder in geeigneten Vorrichtungen befestigt werden. Sie dürfen auch nicht etwa durch Aufstellen neben Heizungen erwärmt werden.

Ozon (O_3)
wird bei Röntgen- und Ultraviolettröhren aus dem O_2 der Luft gebildet. In der Natur entsteht es auch durch Blitzschlag.
Die als „ozonreich" angepriesenen Erholungsgebiete riechen meist nicht nach Ozon, sondern infolge von Terpenen nach Harz.
Die im Freien auftretenden sehr geringen Konzentrationen sind ohne Wirkung auf den Menschen. In schlecht belüfteten Räumen gebildetes Ozon macht sich durch einen charakteristischen stechenden Geruch bemerkbar und kann Kopfschmerzen, Augenbrennen, leichte Reizungen der Atemwege und Müdigkeit verursachen. Hohe Konzentrationen von O_3 können tödlich sein.
Ozon wird auch zur Desodorierung der Luft verwendet. Da es nur in hohen, bereits toxischen Konzentrationen desinfizierend wirkt, kann es nur indirekt zur Luftdesinfektion eingesetzt werden. Weiters ist es zur Trinkwasserdesinfektion geeignet.

Stickstoff (N_2)
ist ein reaktionsträges Gas, dessen Bedeutung in der Verdünnung des Luftsauerstoffes liegt.
Bei Menschen, welche unter erhöhtem Luftdruck stehen, wie Arbeiter in Taucherglocken (=Caissons) oder Taucheranzügen, kann der im Blutplasma gelöste Stickstoff die Ursache einer Erkrankung, der sogenannten Druckluft- (eigentlich Druckentlastungs-) oder Caissonkrankheit, sein. Da die Löslichkeit eines Gases mit steigendem Druck zunimmt, ist unter Überdruck mehr N_2 im Blut gelöst als unter Normaldruck. Wird nun der auf einem solchen Menschen lastende Druck rasch verringert, z. B. durch zu schnelles Heraufziehen aus großen Tiefen, so sinkt dadurch die Löslichkeit des N_2 im Blut derart rasch, daß der Stickstoff nun in Form von Gasblasen in den Blutgefäßen freigesetzt wird und die Gefäße verstopfen kann (Gasembolie). Bewußtlosigkeit, Lähmungserscheinungen oder plötzlicher Tod können die Folge sein. Menschen mit Druckluftkrankheit muß man rasch in geeigneten Vorrichtungen wieder unter erhöhten Druck setzen, so daß die N_2-Blasen im Blut wieder in Lösung gehen. Durch nachfolgenden langsamen Druckabfall wird nur jeweils eine geringe Menge von N_2 freigesetzt, die durch die Lungen den Körper ohne Schädigung verläßt. Unterwasserarbeiter müssen daher allmählich mit Hilfe von Reduzierkammern ausgeschleust werden. Auch Sporttaucher sind diesen Gefahren ausgesetzt.

Edelgase

Die in der Luft enthaltenen Edelgase Helium, Neon, Argon, Krypton und Xenon sind ohne Einfluß auf die menschliche Gesundheit. Das sechste Edelgas Radon oder Radium-Emanation ist stellenweise in Bergwerkstollen (z. B. Böckstein bei Gastein) in einer die übliche Konzentration übersteigenden Menge in der Luft enthalten und hat einen günstigen Einfluß auf rheumatische Erkrankungen.

Kohlendioxid (CO_2)

bildet in wäßriger Lösung die Kohlensäure H_2CO_3. CO_2 entsteht bei Verbrennungsvorgängen und wird auch beim Stoffwechsel von Mensch und Tier freigesetzt. In der Natur trifft man auf CO_2 in Kohlen- und Kalibergwerken wie auch in manchen Höhlen. Bei der Gärung werder große Mengen CO_2 gebildet. Das Gas findet sich daher auch in Gärkellern, Schiffsräumen (gärende Früchte), Silos, Jauchegruben, aber auch in Brunnenschächten und Baugruben. Da CO_2 eineinhalbmal schwerer als Luft ist, sammelt es sich stets an den tiefsten Stellen (z. B. in Gärkellern, Schiffsräumen, Gruben usw.) und bildet gegenüber der darüberliegenden Luft eine horizontale Oberfläche.
Die pflanzlichen Stoffwechselvorgänge stehen in enger Beziehung zum Kohlendioxidgehalt der Luft. Pflanzen produzieren unter der Einwirkung des Sonnenlichtes mit Hilfe ihres grünen Blattfarbstoffes (Chlorophyll) aus dem CO_2 der Luft und aus Wasser Kohlehydrate (Stärke, Zucker, Zellulose), wobei gleichzeitig O_2 abgegeben wird. Dieser nur während des Tages ablaufende Vorgang wird als Assimilation bezeichnet. Der Abbau dieser pflanzlichen Nährstoffe (Dissimilation), bei dem wie bei Mensch und Tier CO_2 frei wird, geht aber tags und nachts vor sich. Untertags überwiegt die O_2-Abgabe, während in der Nacht von den Pflanzen nur CO_2 abgegeben wird. Man wird also in Schlafräumen, besonders wenn sie dicht belegt sind, nicht zu viele Pflanzen halten.
In schlecht belüfteten Räumen mit vielen Menschen (Krankensäle, Schlafsäle, Kinos, Versammlungssäle usw.) steigt der CO_2-Gehalt cer Luft durch die Ausscheidung in der Atemluft. Deshalb dient schon seit Pettenkofer der CO_2-Gehalt der Luft als Indikator für „schlechte Luft". Kohlendioxid ist allerdings nicht sehr giftig, so daß Konzentrationen von einem bis zwei Prozent längere Zeit ohne Schädigung ertragen werden können. Steigt die CO_2-Menge in der Luft auf acht bis zehn Prozent, so treten zuerst Vertiefung der Atmung, Atemnot, Tachykardie, Kopfschmerzen, Erregung und später Schwindel- und Schwächegefühl, krampfartige Zuckungen und schließlich Bewußtlosigkeit auf. Ab zwölf Prozent besteht bereits Lebensgefahr, 20 Prozent CO_2 in der Luft sind rasch tödlich. Eine brennende Kerze erlischt bei sieben bis zehn Prozent CO_2-Gehalt und zeigt dadurch eine gefährliche Kohlendioxidmenge in Kellern usw. an.

Kohlendioxid kommt, wie Sauerstoff, unter Druck in Stahlflaschen eingeschlossen in den Handel. Es wird im Krankenhaus außer in Narkosegeräten auch im histologischen Laboratorium gebraucht, und zwar für das Gefrieren von Gewebsstücken auf dem Gefriermikrotom (Mikrotom = Apparat zur Herstellung sehr dünner Gewebsschnitte). Unter Druck stehendes CO_2 wird auch, da es Flammen erstickt, in manchen Feuerlöschapparaten verwendet. Kohlendioxid ist ferner im festen Aggregatzustand als „Trockeneis" (— 80 ° C) erhältlich. Festes CO_2 verdampft, ohne vorher in den flüssigen Aggregatzustand überzugehen.

Verunreinigungen der Luft

Wie schon oben erwähnt, atmen wir pro Tag ca. 1200 l Luft und bei einem durchschnittlichen Lebensalter von 80 Jahren ca. 250 000 m^3 Luft. Ist die Luft nur geringgradig mit schädigenden Stoffen verunreinigt, so kann daraus infolge chronischer Einwirkung ein schwerwiegender Schaden entstehen. Nur durch genügende hygienische Maßnahmen in unserer Umwelt kann eine Verunreinigung der Luft verhindert werden.
Von der WHO wird eine Luftverunreinigung folgendermaßen definiert: „Luftverunreinigung liegt vor, wenn sich ein luftverunreinigender Stoff oder mehrere luftverunreinigende Stoffe in solcher Menge und so lange in der Außenwelt befinden, daß sie für Menschen, Tiere, Pflanzen und Eigentum schädlich sind, zur Schädigung beitragen oder das Wohlbefinden oder die Besitzausübung unangenehm stören können."
Die Luftverunreinigungen gehen auf drei wesentliche Quellen zurück: den Rauch des Hausbrandes, die Abgase der Industrie und die Auspuffgase der Kraftfahrzeuge. Um sich das Ausmaß vorstellen zu können, sei hier ein Beispiel angeführt: In der Bundesrepublik Deutschland werden jährlich 2,5 Millionen t Staub, gleichviel t Stickstoffverbindungen, 3 Millionen t Kohlenwasserstoffe, 5 Millionen t Schwefeldioxid und 7 Millionen t Kohlenmonoxid ausgestoßen.
Luftverunreinigungen können in ihrer Gesamtheit belästigend und schädigend, in besonderen Fällen sogar tödlich wirken. Man spricht dann von Luftkatastrophen durch den sogenannten „toxischen Rauchnebel" (smog). Derartige Großunglücke sind aus London, aus der Gegend südlich von Lüttich und aus Pennsylvanien (USA) bekannt, wobei vor allem Atmungsorgane und Herz- und Kreislaufsysteme befallen waren. Außerdem können davon unabhängig auch im einzelnen Krankheitserscheinungen, die durch Luftverunreinigungen bedingt sind, auftreten. Schäden von Augen, Atmungstrakt, Zentralnervensystem, allergische Erscheinungen, zum Teil auch krebsfördernde Wirkungen u. a. sind bekanntgeworden. Auf den Zusammenhang mit verschiedenen chemischen Substanzen kann in diesem Rahmen nicht eingegangen werden. Es sind

jedoch Grenzwerte verschiedener chemischer Substanzen in der Luft am Arbeitsplatz und in der Einatmungsluft überhaupt sowie Anforderungen an die Luftqualität bekannt, bei deren Beachtung keine Schäden von Mensch, Tier oder Pflanze zu befürchten sind.

Kohlenmonoxid (CO)

Kohlenmonoxid entsteht bei unvollständiger Verbrennung. CO ist sehr giftig, da es mit dem Hämoglobin 250mal leichter eine Bindung eingeht als Sauerstoff.
CO wird in der Luft nicht wahrgenommen, da es geruch-, geschmack- und farblos ist und auch keine Reizerscheinungen verursacht. Es kommt daher oft unbemerkt zu Vergiftungen.
Quellen des CO sind heute in erster Linie das Leuchtgas und Auspuffgase von Verbrennungsmotoren. Das Leuchtgas enthält außer dem Kohlenmonoxid noch andere Gase, wie Wasserstoff, Methan, Stickstoff, Kohlendioxid, verschiedene Kohlenwasserstoffe sowie Schwefelkohlenstoff und Naphthalin, welche den charakteristischen Geruch verursachen. Wenn Leuchtgas z. B. nach Rohrbrüchen durch Hausmauern durchsickert, kann es seinen Geruch verlieren und so leicht zu CO-Vergiftungen führen. Eine weitere Möglichkeit ungewollter Leuchtgasvergiftungen besteht darin, daß zu Gasflammen zuwenig O_2 zutreten kann, z. B dadurch, daß auf Gasherden Gefäße mit großer Bodenfläche zu knapp auf dem Gasbrenner stehen. Zur Vermeidung von Vergiftungen durch Auspuffgase dürfen Verbrennungsmotoren nicht in geschlossenen Räumen (Garagen, Werkshallen) länger als zur Ein- und Ausfahrt laufen.
Selbst im Freien können Auspuffgase unter Umständen Vergiftungserscheinungen hervorrufen (z. B. Verkehrsposten bei hoher Verkehrsdichte). In Öfen mit schlechter Luftführung (zu stark geschlossene Luftklappen) kann ebenfalls CO entstehen, das dann in das Zimmer austreten kann. Rauchgasvergiftung bei Bränden ist auch vorwiegend eine CO-Vergiftung. Ebenso ist CO in Tabakrauch enthalten und kann bei Rauchern im Blut bisweilen sehr hohe Konzentrationen erreichen (reifenförmiger Kopfschmerz).

Ammoniak (NH_3)

NH_3 ist ein stechend riechendes Gas und leichter als Luft. Es entsteht bei Fäulnis aus stickstoffhaltiger organischer Substanz, z. B. in Senkgruben, Kanälen und Düngerhaufen. Im allgemeinen bildet NH_3 nur eine Geruchsbelästigung, doch kommen gelegentlich bei Arbeiten z. B. in Kanälen Vergiftungen vor. In Kältemaschinen verwendeter komprimierter Ammoniak kann (wie auch das an seiner Stelle gebrauchte, ebenfalls giftige Schwefeldioxid = SO_2) bei Schäden an der Anlage zu Vergiftungen führen.

Schwefeldioxid (SO_2) und Schwefeltrioxid (SO_3)

Schwefeldioxid und -trioxid entstehen bei der Verbrennung von Kohle und anderen Brennstoffen aus Schwefel. Diese Gase tragen infolge ihrer starken Affinität zu Wasser zur Nebelbildung über Industriezentren bei. Sie sind wie auch ihre Umwandlungsprodukte stark schleimhautreizend. Darüberhinaus verursachen sie Schäden an Pflanzen und sogar an Bauwerken und Straßendecken.

Schwefelwasserstoff (H_2S)

H_2S hat einen charakteristischen Geruch nach faulenden Eiern. Er entsteht wie Ammoniak bei der Fäulnis tierischer und pflanzlicher Substanzen und sammelt sich, da er schwerer als Luft ist, auf dem Boden von Abortgruben u. ä. an.
Dabei kann dieses Gas lebensgefährliche Konzentrationen erreichen. H_2S ist im Wasser von Schwefelquellen enthalten und verbreitet in der Umgebung den bekannten Geruch (z. B. Baden bei Wien). Er entsteht aber auch z. B. bei Kunstseide- und Viskoseerzeugung.

Aber auch Schwefeloxide, Stickoxide, Fluor- und Chlorverbindungen sind als Luftverunreinigungen durch industrielle Betriebe oder Verbrennungsanlagen bekannt.

Rauch

enthält feste und gasförmige Stoffe. Die festen Stoffe sind Ruß- und Aschenteilchen, welche zwar wegen der Verschmutzung unangenehm, doch ohne direkten Einfluß auf die menschliche Gesundheit sind. Indirekt allerdings können sie durch Veränderung des lokalen Klimas schädlich sein. Die in der Luft schwebenden Rauchteilchen vermindern die Sonnenbestrahlung in Städten (Rauch der Zimmeröfen) und Industriegebieten (Rauch der verschiedenen Fabriken). Außerdem bilden die festen Teilchen des Rauches gleichzeitig Kondensationskerne für Nebeltröpfchen. An gasförmigen Bestandteilen enthält Rauch CO_2, CO, SO_2, SO_3 (Schwefeltrioxid), H_2S, CS_2 (Schwefelkohlenstoff), HCl (Chlorwasserstoff), Kohlenwasserstoffe und verschiedene andere Gase, deren Menge von den zur Verbrennung verwendeten Stoffen abhängt. So ist vor allem der Rauch chemischer Werke mit verschiedenen, zum Teil giftigen Gasen belastet.
Um zu vermeiden, daß die Belästigung und Gefährdung durch Fabriksrauch in Städten besonders unangenehme Maße annimmt, hat man in Europa die Industrieviertel jeweils in den Osten der Städte verlegt, da Westwinde vorherrschen. Gelegentlich schlägt aber die Windrichtung um, so daß die Rauchschwaden über die Wohnviertel getrieben werden. Wenn sie nun dort auf Nebel treffen, dessen Bildung durch die im Rauch der Wohnungsheizungen enthaltenen festen Partikel begünstigt wird (Kondensationskerne), so können sich verschiedene Gase des Fabriks-

rauches in den Nebeltröpfchen lösen: es entstehen aus SO_2 und SO_3 schwefelige Säure und Schwefelsäure, aus HF und HCl Fluß- bzw. Salzsäure. Diese mit der Luft von Menschen eingeatmeten Säuren verursachen Reizungen der Luftwege bis zu tödlichen Vergiftungen.

Blei

Im Schwefelstaub der Großstadtluft ist reichlich Blei nachweisbar. Von besonderer Bedeutung ist der Bleigehalt der Luft, der von der Verkehrsdichte abhängt. Bei besonders exponierten Personen (Verkehrspolizisten) konnten subtoxische Blutwerte gemessen werden. Etwa die Hälfte der biologisch wirksamen Bleimenge stammt aus der Einatemluft.

Staub

Nach der Größe der Teilchen unterscheiden wir grob sichtbaren Staub, wie er vom Wind als Staubwolken aufgewirbelt wird, mikroskopisch feinen Staub, den wir mit freiem Auge gar nicht wahrnehmen können, und dazwischen liegend die sogenannten Sonnenstäubchen. Diese haben ihren Namen von der Erscheinung, daß sie in Lichtstrahlen, auf welche man seitlich blickt, hell aufleuchten (Tyndall-Phänomen).
Straßenstaub besteht zum überwiegenden Teil aus anorganischem Material (Gesteinssplitter, Ruß, Asche) und daneben auch aus Teilchen organischen Ursprungs (Pflanzenteile). Zimmerstaub dagegen enthält vor allem organisches Material, wie Holzsplitterchen, Stoffasern, Hautschuppen, Haare und ähnliches. Beide Staubarten sind lästig, doch im allgemeinen selbst ohne größere medizinische Bedeutung, da die eingeatmeten Staubpartikel, soweit sie nicht bereits auf der feuchten Schleimhaut von Nase, Mund und Rachen abgefangen worden sind, durch die mit Flimmerhärchen versehenen Zellen der Schleimhaut der tiefen Luftwege wieder in die Luftröhre befördert werden, von wo sie durch Husten und Räuspern entfernt werden. Gefährlicher sind beigemengte Mikroorganismen (häufiger im Zimmerstaub bzw. in geschlossenen Räumen). Manche Menschen sind jedoch gegen jeweils ganz bestimmte organische Bestandteile des Staubes, wie z. B. Pollen (=Blütenstaub) gewisser Gräser oder Staub aus Roßhaarmatratzen überempfindlich und reagieren darauf mit Heuschnupfen oder Asthma.

Gewerblicher Staub

Von großer Gefahr für die Gesundheit mancher Menschen sind die bei verschiedenen Arbeitsprozessen entstehenden gewerblichen Staubarten. Hier steht an erster Stelle Kieselsäure (SiO_2) enthaltender Staub. Dieser entsteht bei der Bearbeitung von Gestein (gefährdet sind Bergleute, Steinmetze) oder der Verwendung von Quarzsand in Sandstrahlgebläsen zum Reinigen von Hauswänden oder Polieren von Werkstücken. Das häufige Einatmen dieses Staubes verursacht eine als Silikose bezeichnete Erkrankung der Lunge, die im Röntgenbild der Tuberkulose, mit der sie auch

oft gemeinsam vorkommt, sehr ähnlich ist. Bei Bergleuten in Kohlengruben tritt sie durch die Beimengung von Kohlenstaub als sogenannte Anthrakosilikose auf.
Es gibt noch eine Reihe weiterer Staublungenerkrankungen (Pneumokoniosen) durch verschiedene anorganische und organische gewerbliche Staubarten, welche aber von geringerer Bedeutung sind.
Staublungenerkrankungen werden am besten dadurch vermieden, daß man das Auffliegen des schädlichen Staubes hintanhält (Gestein anfeuchten — „Naßbohrung" —, Einbau von Staubsaugern in die Preßluftbohrer der Bergleute, Abdichten der Staub erzeugenden Maschinen und Absaugung des Staubes). Das Einatmen des Staubes verhindern auch Gesichtsmasken, doch werden diese wegen des Schwitzens und des erschwerten Atmens unter der Maske vielfach gar nicht angelegt. Arbeitsmedizinische Kontrollen, die in gefährdeten Berufen eine große Rolle spielen, sind daher in derartigen Betrieben besonders wichtig.

Mikroorganismen

Bei Luftbewegungen werden mit dem Staub auch Mikroorganismen (Bakterien, Viren, Pilzsporen) aufgewirbelt. Dabei handelt es sich zum großen Teil um harmlose Keime. Diese stammen zum Teil aus dem Erdboden, und zum anderen Teil werden sie dauernd beim Sprechen, Husten und Niesen mit Speicheltröpfchen ausgeschieden. Solche Tröpfchen werden bis 2 m weit geschleudert und schweben, je nach ihrer Größe, verschieden lang; vielfach vertrocknen sie auch, so daß die Keime in den nun trockenen und daher leichteren Schleimklümpchen durch Luftbewegungen weiter vertragen werden können.
Die Luft kann auch bei der Übertragung von Infektionskrankheiten von Bedeutung sein (aerogene Infektionen).

XVI. Boden

Der Boden, also die äußerste Schichte unserer Erde, zeigt einen mannigfaltigen Aufbau und ist durch äußere (Niederschläge, Wind) und innere Einflüsse (Vulkanismus) in ständigem Umbau. Er besteht aus verschiedenen Mineralien mit unterschiedlichen chemischen und physikalischen Eigenschaften. Der Boden steht in enger Beziehung zur menschlichen Gesundheit. Wir beziehen unser Trinkwasser aus dem Boden, und er liefert uns auch unsere Nahrungsmittel über die Zwischenstufe der auf ihm wachsenden Pflanzen oder diese Pflanzen fressenden Tiere.

Andererseits übergeben wir ihm unsere flüssigen und festen Ausscheidungen, welche nach verschiedenen durch Mikroorganismen im Boden bewirkten Zersetzungsvorgängen wieder den Pflanzen als Nährstoffe dienen können. Auch alle anderen Abfälle des täglichen Lebens gelangen auf oder in den Boden zurück. So ist alter Kulturboden oft in sehr erheblichem Maße durch den Unrat der jahrhundertelangen Besiedlung belastet.

Der Boden enthält in seinem obersten Bereich bis zu etwa 4 bis 6 m Tiefe verschiedenste Lebewesen. Die meisten sind für den Menschen völlig harmlos, ja vielfach sogar nützlich. Denken wir an die Massen von Regenwürmern, die den Boden auflockern und zur Humusbildung beitragen, oder an die in jeder Bodenkrume enthaltenen Milliarden von Bakterien, welche die Zersetzung der organischen Stoffe auf und in dem Boden herbeiführen. Ohne deren Arbeit würden sich die menschlichen und tierischen Ausscheidungen und die toten Tiere und Pflanzen zu gigantischen Massen anhäufen. Durch ihre Stoffwechselvorgänge werden Kohlehydrate (Zucker, Stärke, Zellulose) und Fette zu CO_2 und Wasser, Eiweiß neben anderen Stoffen zu Ammoniak (NH_3) abgebaut. Aus Ammoniak können durch manche Bakterien salpetrige Säure (HNO_2) und Nitrite sowie weiterhin daraus Salpetersäure (HNO_3) und Nitrate gebildet werden. Dieser Nitrifizierungs- oder Mineralisierungsprozeß ($NH_3 \rightarrow HNO_2 \rightarrow HNO_3$), wie er auch nach Naturdüngung abläuft, ist sehr wichtig, da er zu einer Anreicherung des Bodens an jener Form des Stickstoffes führt, welche von den Pflanzen aufgenommen werden kann. Der im Boden enthaltene gasförmige Stickstoff kann nämlich nur von gewissen Bakterien (Knöllchenbakterien) verwertet werden, welche in Wurzelknöllchen verschiedener Pflanzen (z. B. Klee, Erbsen, Bohnen) leben. Die von diesen Bakterien gebildeten anorganischen Stickstoffverbindungen werden von diesen Pflanzen aufgenommen und zu organischen Verbindungen (Eiweiß) aufgebaut. Von dieser Fähigkeit der Knöllchenbakterien macht man bei der Düngung Gebrauch. Es werden solche Pflanzen auf dem zu düngenden Feld angebaut und dann untergepflügt, so daß durch die verrotteten Pflanzenteile und Wurzelknöllchen der Boden an Stickstoffverbindungen angereichert wird.

Eiweiß ist eine organische Stickstoffverbindung

Im Boden leben aber auch Krankheitserreger und -überträger. Hier ist in erster Linie an die praktisch in allen Gegenden vorkommenden Sporen von Tetanus- und Gasödembazillen zu denken, die leicht mit Erde in Wunden gelangen können. Daneben findet man gelegentlich auch andere pathogene Mikroorganismen im Boden, abhängig von den örtlichen Gegebenheiten, z. B. Typhusbakterien in der Umgebung schlecht gedichteter Senkgruben oder Milzbrandbakterien auf Weiden, wo einmal milzbrandkranke Tiere gelebt haben. Auch können im Boden die Eier oder Larven pathogener Würmer enthalten sein. Als Seuchenüberträger, die im Boden leben, spielen mancherorts die Nagetiere eine große Rolle (Ratten, Mäuse: Pest, Tularämie, Leptospirosen; Kaninchen: Tularämie; Erdhörnchen: Pest).

Der Boden spielt eine wichtige Rolle im Kreislauf des Wassers. Der durch Kondensation aus Wasserdampf entstehende Niederschlag (Regen, Tau, Hagel, Schnee) nimmt bereits in der Luft verschiedene Stoffe, wie lösliche Gase, Staub, Rußteilchen und Mikroorganismen, auf. Auf der Erdoberfläche und in den obersten Bodenlagen wird das Niederschlagswasser vielfach mit dort gelagerten Stoffen (Reste von Pflanzen und Tieren, Fäkalien) noch weiter verunreinigt. Dieses „Oberflächenwasser", sei es nun in Wasserlacken, Seen oder Flüssen, ist wegen seines möglichen Gehaltes an Krankheitserregern unaufbereitet für den menschlichen Genuß abzulehnen.

Das auf die Erdoberfläche gefallene Niederschlagswasser durchdringt beim Versickern im Boden zuerst die sogenannte Austrocknungs- oder Verdunstungszone, deren Wassergehalt mit der Witterung großen Schwankungen unterworfen ist, und gelangt in eine auch bei trockenem Wetter stets feuchte Zone, die Durchgangszone. Von ihrer geologischen Zusammensetzung hängt ihr Wasserbindungsvermögen ab und damit die Menge des dort zurückgehaltenen Niederschlagswassers. Das nicht festgehaltene Wasser versickert weiter, bis es auf eine undurchlässige Schicht (Lehm, Ton, unzerklüfteter Fels) auftrifft, ober der es sich als Grundwasser sammelt. Das Wasser steht meist nicht in der Grundwasserzone, sondern folgt der fast immer vorhandenen Neigung mit einer geringen Strömungsgeschwindigkeit, deren Größe von der Porengröße dieser Bodenschichte beeinflußt wird und einige Meter pro Tag beträgt.

Aus der Grundwasserzone wird stets etwas Wasser durch Kapillarkräfte (=Flüssigkeitsanziehung in kleine Hohlräume) in die unteren Lagen der Durchgangszone, in die sogenannte Kapillarzone, hinaufgezogen.

Bei seinem Weg durch die Schichten des Bodens wird das versickernde Wasser gereinigt. Daran sind sowohl physikalische wie auch chemische Prozesse beteiligt.

Beim Durchtritt durch die Poren des Bodens werden Schmutzteilchen und Mikroorganismen zurückgehalten, dies natürlich umso stärker, je feiner die Poren sind. Zerklüfteter Fels, besonders Kalkgestein mit seinen Spalten und Höhlen, oder Kies- und Schotterböden lassen Wasser praktisch ungefiltert durchtreten.

Außer dem rein mechanischen Abfangen der im Wasser mitgeführten Teilchen werden viele gelöste Stoffe an die in ihrer Gesamtheit große Oberfläche der Bodenpartikel adsorbiert (angelagert) und können so vom Sauerstoff der Luft in den Bodenporen oxydiert und von Mikroorganismen abgebaut werden.

Das Wasser ist nach diesem Reinigungsprozeß im Boden sehr keimarm und praktisch frei von Krankheitserregern. Seine chemische Zusammensetzung hängt von den durchströmten Bodenschichten ab, aus denen Stoffe gelöst und mitgeführt werden können.

je tiefer man geht desto Wärmer wird das Wasser

Alle 35 m steigt die Wärme um +1°C

XVII. Trinkwasser

Beschaffung des Trinkwassers

In früheren Zeiten waren Flüsse und Seen infolge geringer Bevölkerungsdichte nur wenig mit Abfallstoffen und Fäkalien belastet. Die Selbstreinigung dieser Oberflächengewässer durch die darin lebenden Mikroorganismen beseitigte leicht die Verunreinigungen. Den Menschen stand genügend, auch nach unseren heutigen Anforderungen, einwandfreies Oberflächenwasser zur Verfügung.
Die Beschaffung guten Trinkwassers wurde erst dann schwierig, als die menschlichen Siedlungen immer dichter und größer wurden. Heute findet man in den dicht besiedelten Ländern der Erde wohl kaum mehr für Trinkzwecke ohne Aufbereitung unbedenklich geeignetes Oberflächenwasser. Wir müssen heute Oberflächenwasser stets als verseuchungsgefährdet ansehen.
Vielfach steht aber den Menschen nur Oberflächenwasser zur Verfügung. So werden in manchen Städten die Bewohner mit Trinkwasser versorgt, welches aus Flüssen, Seen oder eigens für die Wasserversorgung errichteten Talsperren stammt. Dieses Wasser wird heute vor der Einspeisung in das Versorgungsnetz aufbereitet.
Grundwasser ist das in den Boden versickerte Wasser, welches, wie bereits im vorigen Kapitel beschrieben, beim Durchtritt durch die Bodenschichten gereinigt wurde.

Wien bezieht einen Teil seines Trinkwassers über eine 100 km lange Leitung aus dem Schneeberg-Rax-Massiv und über eine zweite doppelt so lange Leitung vom Hochschwab her. Am Rande Wiens vereinigen sich beide Leitungen in einem großen Speicher, von dem das Wasser im Versorgungsgebiet verteilt wird. Gerade bei diesem Quellwasser, das einem Kalkgebirge entstammt, zeigten Untersuchungen der letzten Zeit, daß Quellwasser keineswegs eine Garantie für einwandfreies Trinkwasser bietet. Als Folge der starken Verwitterung des Kalkgesteins sind die Gebirgsstöcke von Klüften und Höhlen durchzogen, welche dem Wasser praktisch ohne Filterung den Weg offen lassen. Auf die Berge fallendes Regenwasser tritt innerhalb weniger Stunden bereits in den Quellen der Talsohle zutage. Deshalb mußte sich also die Stadt Wien entschließen, auch dieses Quellwasser vor der Einspeisung ins Verbraucherrohrnetz zu chloren.

An das Grundwasser kommt man einerseits an natürlichen Austrittsstellen, den Quellen, heran und andererseits durch künstlich angelegte Brunnen (s. Abb. 35, Seite 186).

Will man das Wasser einer Quelle nutzen, so muß die Quelle gefaßt werden. Man gräbt in die Tiefe dem Wasser entgegen und fängt das Wasser unterirdisch in einem künstlichen, betonierten Becken auf. Aus diesem wird es über eine Rohrleitung meist in den Speicher (Hochbehälter) eingespeist. Vom Speicher aus wird dann das Rohrnetz versorgt. Zum Schutz vor Verunreinigungen des Quellwassers wird die nähere Umgebung der Quelle abgezäunt oder es wird sogar das ganze Einzugsgebiet der Quelle zum Quellschutzgebiet erklärt.

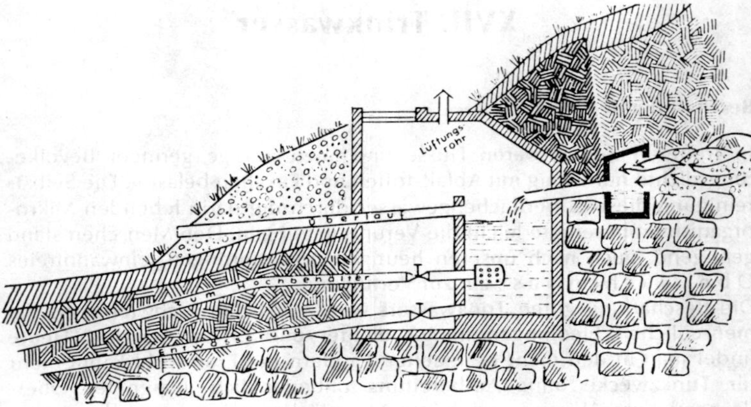

Abb. 35: Quellfassung

In manchen Fällen muß das Wasser mit Hilfe von Brunnen gefördert werden.
Nicht überall kann man bedenkenlos einen Brunnen bauen. Es muß die Gewähr gegeben sein, daß er nicht aus der Umgebung verunreinigt wird. Senkgruben, Misthaufen und ähnliches müssen mindestens 10 m weit entfernt sein. Der Brunnen muß das Wasser aus mindestens 6 m Tiefe fördern, denn nur dann kann man rechnen, daß neben dem Brunnen versickerndes und ins Grundwasser übergehendes Oberflächenwasser genügend gefiltert wird.
Es gibt zwei Grundformen von Brunnen, den Schacht- und den Rohrbrunnen.

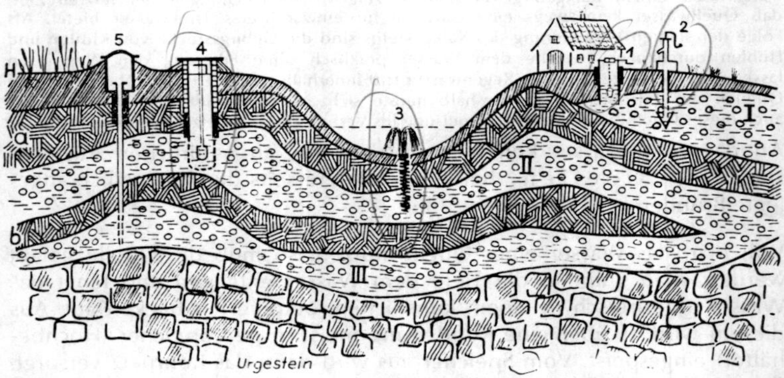

Abb. 36: Brunnen. H = Humus; a + b = undurchlässige Deckschichten; I, II, III = Wasserstockwerke in Sand- und Schotterschichten; 1 = Schachtbrunnen; 2 = Rohrbrunnen; 3 = artesischer Brunnen; 4 = Schachtbrunnen; 5 = Bohrbrunnen

Die Wandung des Schachtbrunnens soll bis zum Grundwasser, mindestens aber bis in 6 m Tiefe wasserundurchlässig sein. Das Grundwasser steigt von unten in den Brunnen auf und soll nicht seitlich in den Brunnen rinnen. Man verwendet daher am besten Beton-Brunnenringe, deren Fugen auszementiert werden. Aus Ziegeln gemauerte Brunnenwände lassen sich nicht so gut dichten. Die Wand wird als sogenannter Brunnenkranz über das Bodenniveau aufgeführt (ca. 30 cm hoch) und wasserdicht abgedeckt, um Verunreinigungen von der Oberfläche her zu vermeiden. Das Wasser wird mittels Hand- oder Motorpumpen gefördert. Das Schöpfen des Wassers mit Kübeln, wie bei den malerischen ungarischen Ziehbrunnen, führt zu Verunreinigungen des Brunnens und birgt die Gefahr einer Verseuchung des Wassers. Stets muß bei jedem Brunnen auch für den Abfluß überschüssig geförderten Wassers gesorgt werden, da dieses ansonsten in der Brunnenumgebung verschüttet wird und dort versickert.
Beim Rohrbrunnen wird ein mit einer Stahlspitze und darüber liegenden seitlichen Öffnungen versehenes Rohr so weit in den Boden geschlagen oder gebohrt, bis die Öffnungen in der Grundwasserzone liegen. Das Wasser strömt in das Rohr und kann an die Oberfläche gepumpt werden. Im allgemeinen liefern diese Brunnen nur kleine Wassermengen, da das Grundwasser im Boden zum Brunnen hin nachströmen muß, also nicht wie beim Schachtbrunnen im Brunnen selbst ein Wasservorrat steht. Werden Rohrbrunnen von Hand aus gepumpt, dann muß für eine Befestigung der Pumpe in einem Betonklotz gesorgt werden, da ansonsten durch die Pumpbewegung der Boden vom Rohr trichterförmig abgedrängt wird und dann Oberflächenwasser entlang des Rohrs in die Tiefe rinnen kann.
In wasserarmen Gebieten wird Niederschlagswasser auf Dächern oder in gemauerten Bodenflächen aufgefangen und in Zisternen gespeichert. Auch Niederschlagswasser ist nicht chemisch reines Wasser, sondern enthält verschiedene lösliche Substanzen aus Rauchgasen, Staub und Mikroorganismen. Die Brauchbarkeit dieses Wassers zum menschlichen Genuß hängt außerdem von der Art des Sammelns und der Aufbewahrung ab.

Eigenschaften des Trinkwassers

Die hygienischen Anforderungen an Trinkwasser verlangen, daß dieses frei von allen die Gesundheit des Menschen schädigenden Eigenschaften ist. Dieser strenge Maßstab gilt dagegen nicht für das Nutzwasser, welches zum Bewässern von Grünanlagen o. ä. und für technische Zwecke (z. B. als Kühlwasser) verwendet wird.
Gutes Trinkwasser hat folgende Eigenschaften:

1. Klar, farb-, geschmack- und geruchlos.
2. Die optimale Temperatur liegt bei 7—12 °C.

3. Eine für den menschlichen Genuß geeignete Härte.
4. Freisein von Krankheitserregern.
5. Freisein von Giftstoffen (z. B. Arsen, Blei, Fluor, Nitraten, Sulfaten, industriellen Verunreinigungen).

Die Gesamthärte des Wassers wird durch verschiedene gelöste Salze verursacht. Wir unterscheiden dabei die permanente (= bleibende) oder Gipshärte durch die Sulfate, Nitrate und Chloride des Calciums und Magnesiums von der temporären (= vorübergehenden) oder Bikarbonathärte durch die Bikarbonate des Calciums und Magnesiums. Beim Kochen fallen Bikarbonate als Karbonate aus und bilden so den Kesselstein. Die Härte wird bei uns in deutschen Härtegraden gemessen, wobei 1° DH 10 mg CaO (Calciumoxid) oder 7,19 mg MgO (Magnesiumoxid) pro 1 l Wasser entspricht.

Im Haushalt ist hartes Wasser deshalb unangenehm, weil der Seifenverbrauch dadurch groß ist, da die Seife erst nachdem sie alle Calcium- und Magnesiumsalze zu unlöslichen Kalk- und Magnesiumseifen gebunden hat ihre schmutzlösende Wirkung entfalten kann und weil Hülsenfrüchte schwer weichzukochen sind. In Apparaten und Kesseln, in denen hartes Wasser gekocht wird, setzt sich Kesselstein ab, der durch Verlegung von Ventilen zu Explosionen führen kann.

Zur Vermeidung dieser Störungen nimmt man am besten weiches Wasser. Hier bietet sich der Hausfrau, zumindest auf dem Lande, Regenwasser an. Im Laboratorium oder Krankenhausbetrieb verwendet man z. B. zum Füllen von Autoklaven destilliertes Wasser. Man kann Wasser durch Zusatz von Soda (zu Waschwasser) oder von Speisesoda (zu Kochwasser von Hülsenfrüchten) weich machen. Dies gelingt auch durch Permutite, das sind künstlich hergestellte Stoffe, welche in dem durch ihre Poren durchgeleiteten harten Wasser das Calcium gegen Natrium austauschen und derart das Wasser enthärten. Diese Permutite sind praktisch unbegrenzt verwendbar, da sie bei Erschöpfung wieder mit Kochsalzlösung durchgespült werden, wobei sie das vorher aus dem Wasser aufgenommene Calcium abgeben und wieder Natrium aufnehmen.

Freisein von Krankheitserregern: Trinkwasser muß keineswegs steril, d. h. frei von allen Mikroorganismen, sein, jedoch darf es keine Krankheitserreger enthalten. Praktisch können nur solche Krankheitserreger ins Trinkwasser gelangen, welche mit Fäkalien ausgeschieden werden und dann in Brunnen oder Quellfassungen gelangen. Es sind dies nicht nur die Erreger typischer Darmerkrankungen (Typhus, Paratyphus, Coli-Enteritis, Bakterien- und Amöbenruhr, Cholera), sondern vor allem Hepatitis-Viren und Entero-Viren (z. B. Poliomyelitis-Viren).

Trinkwasseruntersuchung

Zur Feststellung, ob ein aus einem bestimmten Wasserspender stammendes Wasser als Trinkwasser geeignet ist, müssen sowohl der Wasserspender als auch das Wasser untersucht werden. Im wesentlichen geht es also darum, nachzuweisen, daß die im vorigen Abschnitt beschriebenen Anforderungen an ein Trinkwasser erfüllt sind.

Es ist wichtig, daß nicht nur das Wasser im Laboratorium untersucht wird, sondern daß auch der Wasserspender — sei es Quelle, Brunnen oder Oberflächenwasser — und seine Umgebung genau inspiziert werden. Die Laboratoriumsuntersuchung des Wassers kann durch Zufall einen guten Befund ergeben, während man bei der Ortsbesichtigung Mängel feststellt, z. B. kann die Brunnenwand von Rissen durchzogen sein und in der Nähe des Brunnens Jauche über den Boden fließen, welche bei Regen in den Brunnen gelangen kann. Man muß also bei dem Lokalaugenschein den Wasserspender auf seine hygienische Bedenkenlosigkeit prüfen.

Der mehrmalige Lokalaugenschein während eines Jahres kann uns auch Aufschluß darüber geben, ob der Brunnen oder die Quelle nur Grundwasser liefern oder ob diesem auch Oberflächenwasser beigemischt ist. Bleibt der Ertrag der Quelle bzw. der Wasserstand des Brunnens das ganze Jahr hindurch, auch nach größeren Niederschlägen, fast unverändert, fehlen nach Niederschlägen Trübungen durch Lehm oder Humus und schwankt die Temperatur des Wassers im Laufe des Jahres kaum, so wird der Wasserspender nicht durch Oberflächenwasser verunreinigt. Dies würde die genannten Veränderungen hervorrufen.

Die chemische Untersuchung des Trinkwassers gibt uns Aufschluß darüber, inwieweit das Wasser durch Stoffe verunreinigt ist, welche aus Senkgruben, Misthaufen, Kanälen usw. stammen. Diese Stoffe selbst sind zwar im Trinkwasser im allgemeinen nicht schädlich, weisen jedoch auf die Möglichkeit hin, daß auf dem gleichen Weg auch pathogene Mikroorganismen ins Trinkwasser gelangen können. Für eine solche Verunreinigung des Wassers sprechen ein hoher Gehalt an organischen Stoffen, die Anwesenheit von Ammoniak und Nitriten (aus den Fäkalien) sowie Chloriden (aus Harn). Organische Stoffe müssen allerdings nicht immer fäkaler Herkunft sein, sie können auch von Holzteilen im Wasserspender, von einer hölzernen Wasserleitung oder von Pflanzen stammen, die in das Wasser gefallen sind. Der Gehalt an organischer Substanz wird durch den Permanganatverbrauch bestimmt (d. h. durch die Menge $KMnO_4$ — Kaliumpermanganat —, die in 1 kg Wasser durch die organischen Stoffe reduziert wird. Der Grenzwert liegt bei 10 bis 12 mg/kg).

Ammoniak entsteht bei der Zersetzung von Eiweiß und Harnstoff. Da er im Boden durch Bakterien rasch zu Nitrit und dieses weiter zu Nitrat oxydiert wird, weist die Anwesenheit von Ammoniak oder Nitrit im Trinkwasser auf eine frische Verunreinigung durch Fäkalien hin. Während also Ammoniak und Nitrite im Trinkwasser höchstens in Spuren vorkommen dürfen, ist der alleinige Gehalt eines Wassers an Nitraten, den Endprodukten des Mineralisierungsprozesses, nicht alarmierend. Sie sind in jedem belebten Boden enthalten und werden sogar durch manche Bakterien aus dem Luftstickstoff gebildet.

Sulfat ist ein Salz von Schwefelsäure
Nitrate – " – " – Salz von Salpetersäure
Chloride – " – " – " – " – Salzsäure

Gelegentlich können Nitrate jedoch in Brunnenwasser in solcher Konzentration vorkommen, daß sie bei Säuglingen, deren Nahrung mit diesem Wasser zubereitet wird, eine Vergiftung dadurch verursachen, daß sie durch Darmbakterien zu Nitriten reduziert werden. Nitrit verursacht manchmal eine tödlich verlaufende Methämoglobinämie. Es kommt zu Zyanose und Erstickungserscheinungen. Für Erwachsene sind diese Mengen unbedenklich. Solch ein für Säuglinge hoher Nitratgehalt des Wassers kann aus den Mineralien des Untergrundes oder aus zu intensiv aufgebrachtem Kunstdünger stammen.
Die Nitritmengen im Trinkwasser sind derzeit so gering, daß es weder bei Erwachsenen noch bei Säuglingen zu einer Methämoglobinbildung kommt. In letzter Zeit durchgeführte Untersuchungen bewiesen die Möglichkeit der Entstehung kanzerogener Verbindungen (Nitrosaminen) im Magen bei Nitritgabe. Derartige Mengen kommen jedoch auch in Lebensmitteln vor.
Chloride werden im Harn ausgeschieden. Sie finden sich aber auch in wechselnden Konzentrationen im Grundwasser mancher Gegenden, besonders an Meeresküsten oder bei Salzlagerstätten. Ist jedoch der Chloridgehalt des Wassers eines Wasserspenders höher, als den örtlichen Werten entspricht, so weist dies auf Verunreinigung durch Harn hin.
Durch gezielte chemische Trinkwasseruntersuchungen werden aber auch Gifte, wie Blei oder Arsen, nachgewiesen.

Den Hygieniker und den Techniker interessiert es zu wissen, ob ein Trinkwasser „aggressive Kohlensäure" enthält. Das ist im Wasser enthaltene überschüssige Kohlensäure, welche nicht für die Lösung der Karbonate benötigt wird und daher noch zur Lösung anderer Stoffe befähigt ist. Diese aggressive Kohlensäure greift Bleirohre, Mörtel und Zement an.

Die bakteriologische Untersuchung soll ebenso wie die chemische die Verseuchbarkeit eines Wasserspenders beurteilen. Pathogene Keime, wie etwa Typhusbakterien, lassen sich in Wasser relativ schwer nachweisen. Als Indikator für die Anwesenheit von mit Stuhl ausgeschiedenen Mikroorganismen im Wasser dienen vielmehr Coli-Bakterien. Diese sind typische Darmbewohner und im Darm apathogen. Allerdings gibt es auch unter ihnen gewisse Typen, welche beim Säugling eine Enteritis auslösen können. Im Laboratorium untersucht man durch Kultivierung, in welcher kleinsten Wassermenge gerade ein Coli-Bakterium nachweisbar ist.
Bei der mikroskopischen Untersuchung des Wassers findet man u. a. verschiedene kleinste Pflanzen und Tiere. Daraus kann man auf den Grad der Reinheit eines Wassers schließen. Die mikroskopische Untersuchung ist besonders bei der Beurteilung von Oberflächenwässern aus Flüssen, Seen oder Talsperren wichtig.

Trinkwasseraufbereitung

Die Aufbereitung primär nicht einwandfreien Trinkwassers kann sich meistens auf eine Entseuchung beschränken. Manche Wässer müssen aber auch noch in ihrer chemischen Zusammensetzung geändert, z. B. von Eisen, Mangan, Schwefelwasserstoff befreit oder enthärtet werden.

Die Wahl der Methoden der Trinkwasserentseuchung wird neben wirtschaftlichen Erwägungen auch davon beeinflußt, welche Mengen von Wasser aufbereitet werden sollen. Kleine Wassermengen, etwa für einen Haushalt allein, kann man durch Abkochen oder durch Filtration entseuchen. Für die Aufbereitung von Trinkwasser für Städte muß man sich anderer Methoden bedienen. Diese sind im wesentlichen die Verwendung von Sandfiltern (Langsam- und modernerweise meist Schnellfilter) und das Chloren.

Zum Chloren setzt man dem Wasser meistens Chlorgas (Cl_2) aus Stahlflaschen, aber auch Chlorverbindungen zu. Das Cl_2 löst sich im Wasser unter Bildung von Salzsäure und unterchloriger Säure, welche durch Abspaltung von naszentem Sauerstoff die Keime abtötet. Naszenter Sauerstoff ist durch Abspaltung aus chemischen Verbindungen entstehender einatomarer Sauerstoff (O, nicht O_2), der sehr reaktionsfähig und daher nur kurze Zeit beständig ist; er geht wieder Verbindungen ein oder wird zu O_2 der Luft. Bei der Chlorung will man erreichen, daß im Wasser eine geringe Menge freien Chlors enthalten ist. Setzt man Chlorgas dem Wasser zu, so wird es zuerst von den organischen Stoffen und den Karbonaten im Wasser abgefangen und ist für die Entseuchung verloren. Es muß also eine diese „Chlorzehrung" übersteigende Menge (0,2 bis 0,3 mg „freies Chlor" pro Liter Wasser) Chlorgas dem Wasser zugemischt werden. Bei richtiger Dosierung macht sich der unangenehme Geruch und Geschmack des Chlors im Trinkwasser beim Verbraucher kaum bemerkbar, da das Gas auf dem Weg des Wassers durch das Rohrnetz und den Wasserbehälter entweichen kann. Auch Chlordioxid kann zur Trinkwasserdesinfektion verwendet werden. Es ist zwar teurer als Chlorgas, jedoch etwas wirksamer. Auch fällt eine Geruchs- und Geschmacksbelästigung weniger ins Gewicht.

Es gibt noch weitere, seltener angewendete Verfahren zur Trinkwasserentseuchung. Man kann hierzu Ozon verwenden oder das Wasser UV-Strahlen aussetzen. Auch von der oligodynamischen Wirkung des Silbers macht man gelegentlich zur Wasseraufbereitung Gebrauch.

pathogen = nicht Krankheits erregbar

XVIII. Abwässer

Die Abwässer in Siedlungen setzen sich aus Regen- und Schmutzwasser zusammen. Unter Schmutzwasser wiederum versteht man je nach seiner Herkunft die häuslichen und die industriellen Schmutzwässer. Während Regenwasser vorwiegend mit mineralischen Stoffen wie Sand und Lehm verunreinigt ist, sind im Schmutzwasser oft große Mengen organischer Stoffe und Krankheitskeime nachweisbar. Da diese organischen Stoffe fäulnisfähig sind, sind sie die Ursache des üblen Geruchs von Schmutzwasser. Industrielles Schmutzwasser kann besonders große Mengen organischer Stoffe, aber auch Gifte und Krankheitserreger mit sich führen.

Der Anfall von Regenwasser ist natürlich großen Schwankungen je nach den Niederschlägen unterworfen. Üblicherweise rechnet man, daß ca. 40 Prozent der Niederschläge in Grünflächen versickern, somit müssen 60 Prozent der Niederschläge abgeleitet werden. Die häuslichen Schmutzwassermengen zeigen große Tagesschwankungen und sind üblicherweise am größten in der Zeit zwischen 7 und 19 Uhr. Abwasserspitzen werden insbesondere in kleinen Siedlungen stark durch die anfallenden industriellen Abwässer bestimmt.

Die Ableitung der Abwässer erfolgt in geschlossenen Röhren (eiförmiger Querschnitt) im Boden, um eine Geruchsbelästigung zu verhindern. Diese Leitungen sollen ein bestimmtes Gefälle aufweisen, um eine Fließgeschwindigkeit zwischen 0,6 und 2 m/sek zu gewährleisten. Man kann Regen- und Schmutzwasser gemischt (Mischverfahren) oder getrennt (Trennverfahren) ableiten.

Abwässer enthalten viele verschiedene Stoffe, welche durch unterschiedliche Verfahren beseitigt werden müssen. Öle und Fette werden durch Abscheider entfernt. Grobe und feine Sperrstoffe (z. B. Holzstücke, Dosen, Papier usw.) werden durch Rechen mit unterschiedlicher Spaltweite abgefangen. Weiters müssen Sand in Sandfängern und absetzbare Stoffe (z. B. feine Kotteilchen) in Absetzbecken zurückgehalten werden. Gelöste Stoffe (z. B. Zucker, Eiweiß) wie auch ein Teil der Krankheitserreger werden durch biologische Verfahren entfernt. Eine vollständige Abtötung der Krankheitserreger kann jedoch nur durch eine Desinfektion des Abwassers erreicht werden. Bei der Reinigung der Abwässer sind prinzipiell zwei Gruppen, die mechanische und die biologische Reinigung, zu unterscheiden.

In mechanischen Abwasserreinigungsanlagen werden die Abwässer, nachdem die Sperrstoffe durch Rechen entfernt wurden, in Absetzbecken eingeleitet. In diesen Absetzbecken läßt man das Abwasser langsam fließen, so daß sich die absetzbaren Stoffe auf dem Boden ablagern. Der bei diesem Verfahren anfallende noch fäulnisfähige Schlamm kann in sogenannten Faulbehältern unter anaeroben Bedingungen ausfaulen. Ausgefaulter Schlamm kann landwirtschaftlich genützt werden.

Diese Form der mechanischen Reinigung entfernt jedoch nur einen Teil der Krankheitserreger und Schmutzstoffe. Deshalb ist diese Form der Abwasserreinigung vom hygienischen Standpunkt als unzureichend zu bezeichnen.
Eine weit bessere Abwasserreinigung kann durch b i o l o g i s c h e V e r f a h r e n erreicht werden. Bei diesen Verfahren werden die organischen Stoffe durch Mikroorganismen unter meist aeroben Bedingungen abgebaut. Bei den sogenannten großräumigen biologischen Verfahren wird die Filterwirkung des Bodens ausgenützt. Dies geschieht entweder durch Verrieselung der Abwässer auf großen Grünlandflächen auf der Oberfläche (Oberflächenverrieselung) oder durch Verteilung im Boden (Untergrundverrieselung). Ein Verfahren ähnlich der Oberflächenverrieselung ist das Verregnen oder Versprühen von Abwässern. Diese drei Verfahren können jedoch bei unsachgemäßer Anwendung zu einer Verunreinigung des Grundwassers führen. Zusätzlich können Krankheitserreger (Bakterien, Viren, aber auch Wurmeier) durch den Wind versprüht werden. Auf alle Fälle ist Abwasserverrieselung oder Abwasserverregnung auf Flächen, auf denen junges Gemüse wächst (Kopfdüngung), wegen der Gefahr der Verbreitung von Krankheitserregern verboten.
Die Einleitung der Abwässer in Fischteiche birgt die Gefahr einer Infektion der Fische und damit der Menschen beim Genuß dieser Fische in sich.
Bei den sogenannten kleinräumigen biologischen Verfahren zur Abwasserreinigung werden die Abbauvorgänge, wie sie im Boden vorkommen, in besonderen Anlagen nachgeahmt. In derartigen biologischen Reinigungsanlagen wird das Abwasser durch verschiedene Verfahren zur Anreicherung mit Sauerstoff gut belüftet, so daß Bakterien die organischen Schmutzstoffe durch Oxydationsvorgänge abbauen können.
Jedoch auch bei biologischen Verfahren werden nicht alle Krankheitserreger entfernt bzw. abgetötet. Zur Abtötung von Krankheitserregern in Abwässern ist eine zusätzliche E n t k e i m u n g s a n l a g e erforderlich. In einer Entkeimungsanlage erfolgt die Desinfektion des gereinigten Abwassers meist mit Chlor. Eine Chlorung des Abwassers wird durch Einleitung von gasförmigem Chlor oder durch Zugabe von Chlorbleichlauge erreicht. Auch hier müssen, wie bei jeder chemischen Desinfektion, entsprechende Einwirkungszeiten (ca. 30 Minuten) und Konzentrationen beachtet werden. Die benötigte Konzentration ist stark von der Menge an organischen Substanzen im Abwasser abhängig (Chlorzehrung). Je mehr organische Substanzen im Abwasser sind, umso höher muß die Ausgangskonzentration gewählt werden.
Eine weitere Möglichkeit der Abwasserdesinfektion, die insbesondere bei Krankenhausabwässern von Bedeutung ist, ist die Desinfektion durch Erhitzen (Thermodesinfektion).
Abschließend sei noch betont, daß jede Abwasserreinigungs- und Abwasserdesinfektionsanlage regelmäßig und sachgemäß gewartet werden muß.

XIX. Feste Abfallstoffe

Menge und Zusammensetzung des Mülls sind großen jahreszeitlichen Schwankungen unterworfen. Auch sind sie von der Entwicklung und dem Wohlstand eines bestimmten Gebietes abhängig. Waren früher Heizrückstände der Hauptanteil des Hausmülls, stehen heute die verschiedenen Verpackungsmaterialien im Vordergrund. Unabhängig von diesen Schwankungen nimmt jedoch das Müllvolumen im Haushalt wie auch im Krankenhaus ständig zu. Auch fallen in steigendem Maße immer größere Mengen von Industrieabfällen an.

In dichtbesiedelten Gebieten wird es oft immer schwieriger, den Müll zu beseitigen, ohne daß es zu Geruchsbelästigung der Bevölkerung oder zu einer Verseuchung des Grundwassers kommt. Auch steigt durch die zunehmende Verwendung von Plastikmaterialien der Anteil des Mülls an nicht verrottenden Kunststoffen. Dies läßt noch manche Müllprobleme befürchten. Es sei nur darauf hingewiesen, daß bei der Verbrennung von polyvinylchloridhältigen Kunststoffen HCl im Rauch freigesetzt wird. In den USA sind in der Umgebung mancher Müllverbrennungsanlagen die maximal tolerierbaren Werte bereits erreicht.

Der Hausmüll wird meist in kleinen Behältern gesammelt; diese werden in Mülltonnen entleert. In den meisten Gemeinden ist man dazu übergegangen, die früher üblichen Mülltonnen aus Eisenblech gegen solche aus Kunststoff auszutauschen. Dies brachte nicht nur eine Arbeitserleichterung des Personals, sondern es konnte dadurch auch die Lärmbelästigung der Bevölkerung vermindert werden. Zum Abtransport des Mülls aus den Mülltonnen benötigt man kostspielige geschlossene Spezialfahrzeuge. In diesem Zusammenhang sei darauf hingewiesen, daß derartige Mülltransportwagen infolge glühender Asche im Müll häufig ausbrennen; dadurch entsteht oft ein erheblicher Schaden für die Gemeinde.

In manchen Städten wird der Müll in Papiersäcken gesammelt und abtransportiert, was den Einsatz üblicher Lastautos ermöglicht.

Besondere Probleme wirft der Krankenhausmüll auf. Insbesondere der infektiöse Müll sollte in Papier- oder, soweit es sich um feuchten Abfall handelt, besser in Plastiksäckchen gesammelt werden. Die vollen Säcke müssen dicht verschlossen einer Verbrennung zugeführt werden.

Die sogenannte ungeordnete Deponie ist das vom hygienischen Gesichtspunkt bedenklichste Verfahren zur Müllbeseitigung. Das Auffüllen von Bodensenken, Schottergruben, Mulden und Steinbrüchen sowie die Ablagerung an Flußufern birgt große Gefahren in sich. Abgesehen von dem oft unschönen Anblick solcher Müllhalden vermehren sich dort reichlich Nagetiere und Insekten. Sowohl durch diese Tiere als auch durch eine zusätzliche Verseuchung des Grundwassers können Epidemien hier ihren Ausgang nehmen.

Dagegen birgt eine geordnete Deponie nicht derartige Gefahren. Bei diesem Verfahren werden die Abfallstoffe in geeignetem Gelände abgelagert. Mit Hilfe von Raupenfahrzeugen wird der abgelagerte Müll auf eine ca. zwei Meter hohe Schichte verdichtet, so daß keine Schlupfwinkel für Nager verbleiben. Solch eine Müllschichte wird mit Erde, Bauschutt oder Sand bedeckt. Die bei der Verrottung entstehenden hohen Temperaturen töten die Krankheitserreger ab.
Von hygienischer Seite derzeit als optimale Methode ist die Müllbeseitigung durch Verbrennung anzusehen. Dadurch werden alle Krankheitserreger sicher abgetötet und Infektionsgefahren ausgeschaltet. Bei großen Verbrennungsanlagen wird die entstehende Wärme zur Heizung von Gebäuden oder zur Erzeugung von Dampf oder Strom genutzt. Um auch schwer brennbaren Müll zu beseitigen und eine Geruchsbelästigung zu verhindern, müssen derartige Anlagen mit Temperaturen von über 800°C arbeiten. Insbesondere bei Großanlagen ist zur Verhinderung von Luftverunreinigungen durch Flugasche der Einbau von elektrischen oder mechanischen Filtern notwendig. Heutzutage werden auch Industrieabfälle, wie Altöl, Gummiwaren, Kunststoff usw., in Verbrennungsanlagen beseitigt. Die oft reichlichen Rückstände von Asche und Schlacke können in der Bauwirtschaft verwendet werden.
Ein weiteres Verfahren zur Müllbeseitigung, die Kompostierung, ist nur für biologisch abbaubare (faulfähige) Abfälle geeignet. Außer Müll wird auf diese Weise Klärschlamm weiterverarbeitet. Diese Abfallstoffe werden durch Mikroorganismen in ca. fünf bis sechs Monaten zu Humusstoffen umgewandelt, welche in der Landwirtschaft benötigt werden.

Anhang

Maßeinheiten

Gewicht

1 Kilogramm (kg) = 1000 Gramm (g)
1 Gramm (g) = 1000 Milligramm (mg)
1 Milligramm (mg) = 1000 Gamma (γ) oder Mikrogramm (μg, mcg)

Länge

1 Meter (m) = 100 Zentimeter (cm)
1 Zentimeter (cm) = 10 Millimeter (mm)
1 Millimeter (mm) = 1000 Mikron (μ) oder Mikrometer (μm)
1 Mikron (μ) = 1000 Millimikron (mμ) oder Nanometer (nm)
1 Millimikron (mμ) = 10 Ångström (Å)

Volumen

1 Liter (l) = 1000 Milliliter (ml)
1 Milliliter (ml) = 1000 Mikroliter (μl)

Konzentrationsangaben

Konzentrationsangaben werden meist in Prozent (%) ausgedrückt. 1 Prozent einer Menge ist der hundertste Teil dieser Menge.
1 Prozent (%) = 10 Promille (‰).
Ein Mischungsverhältnis zweier oder mehrerer verschiedener fester Substanzen wird in Gewichtsprozent (Gew.-%) angegeben, das heißt, eine bestimmte Gewichtsmenge der einen Substanz wird mit einer bestimmten Gewichtsmenge der anderen Substanz zusammengebracht. Ein Mischungsverhältnis von Flüssigkeiten kann ebenfalls in Gewichtsprozent (Gew.-%), aber auch in Volumsprozent (Vol.-%) angegeben werden. Die Volumsprozentangabe sagt aus, wieviel Volumen (z. B. Milliliter) der einen Flüssigkeit in einer Mischflüssigkeit enthalten ist. Haben beide Flüssigkeiten das gleiche spezifische Gewicht, so entspricht die Gewichtsprozentangabe der Volumsprozentangabe. Bei unterschiedlichem spezifischen Gewicht muß man immer angeben, ob Gewichts- oder Volumsprozent gemeint sind.
Beispiele: 1 Gramm fester Substanz gelöst in 99 Gramm Lösungsmittel oder 1 Gramm Gas gelöst in 99 Gramm Lösungsmittel entsprechen 1 Gewichtsprozent.
1 Milliliter Flüssigkeit verdünnt mit 99 Milliliter Verdünnungsmittel oder 1 Milliliter Gas gelöst in 99 Milliliter Lösungsmittel entsprechen 1 Volumsprozent.

Färbungen

Färbung mit Methylenblau

Präparat lufttrocknen und anschließend hitzefixieren. Methylenblau je nach Präparatdicke ein bis zwei Minuten einwirken lassen.
Mit Aqua dest. abspülen und trocknen.
Herstellung der Löfflerschen Methylenblau-Lösung:
15 g Methylenblau + 100 ml 96prozentiger Alkohol = Stammlösung; filtrieren der Stammlösung und verdünnen mit 0,1promilliger Kalilauge im Verhältnis 1 : 9.

Färbung nach Gram

Präparat lufttrocknen und anschließend hitzefixieren.
Filtriertes Karbol-Gentianoviolett zwei bis drei Minuten.
Farbe nur abgießen, nicht mit Wasser abspülen.
Lugolsche Lösung eineinhalb Minuten.
Wiederum nur abgießen.
Mit 96prozentigem Äthylalkohol oder Aceton-Spiritus differenzieren, bis keine Farbwolken mehr abfließen.
Mit Aqua dest. abspülen.
Gegenfärben mit verdünntem Karbolfuchsin (1 : 10 oder 1 : 20) zwei Minuten.
Mit Aqua dest. abspülen und trocknen.

Karbol-Gentianoviolett-Lösung:	
Gentianoviolett-Stammlösung	10,0
Acid. carbol. liquef.	1,0
Aqua dest.	ad 100,0
Lugolsche Lösung:	
Jod	1,0
Kaliumjodid	2,0
Aqua dest.	ad 300,0

Zuerst Kaliumjodid in etwas Wasser lösen, dann Jod und restliches Wasser zusetzen.

Polkörperchen-Färbung von Diphtheriebakterien nach Neisser

Präparat lufttrocknen und anschließend hitzefixieren.
Neisser I 20 Sekunden.
Farbstoff abgießen und Präparat abtupfen.
Neisser II 30 Sekunden.
Farbstoff abgießen und vorsichtig trocknen.

Neisser I:
1 ml Methylenblau-Stammlösung + 50 ml 5prozentige Essigsäure-Lösung.
Neisser II:
1promillige Bismarckbraunlösung.

Ziehl-Neelsen-Färbung zum Nachweis alkoholsäurefester Stäbchen (z. B. Tuberkulose-Erreger)

Präparat lufttrocknen und anschließend hitzefixieren.
Das Präparat mit Filterpapier bedecken und dieses mit Karbolfuchsin tränken.
Vorsichtig mit der Flamme erhitzen (bis beginnende Blasenbildung).
Mit Aqua dest. abspülen.
Differenzieren mit Salzsäure-Alkohol bis keine Farbwolken mehr abfließen.
Mit Aqua dest. gründlich spülen.
Gegenfärbung mit Methylenblau eine Minute.

Karbolfuchsin:	
Fuchsin-Stammlösung	10,0
Acid. carbol. liquef. 5prozentige wäßrige Lösung	90,0
Salzsäure-Alkohol:	
Salzsäure	3,0
Äthylalkohol (96prozentig)	97,0

Giemsa-Färbung zum Nachweis von Protozoen im Blut (z. B. bei Malaria)

Blutausstrich lufttrocknen.
Fixieren mit Methylalkohol fünf Minuten.
Abtupfen des Alkohols.
Überschichten mit Giemsa-Gebrauchslösung (1 Tropfen Giemsa-Stammlösung zu 1 ml Phosphatpufferlösung pH = 7,2) und 45 Minuten einwirken lassen.
Spülen mit Aqua dest. und trocknen.
Bei Anfertigung eines „dicken Tropfens" entfällt die Fixierung mit Methylalkohol.

Giemsa-Stammlösung:	
Azur-II-Eosin	3,0
Azur II	0,8
Glycerin reinst	250,0
Methylalkohol	250,0

Anfertigung von Stuhlpräparaten und Färbung nach Heidenhain (Amöbennachweis)

Gleichmäßiges und dünnes Aufbringen der Stuhlprobe auf einem Objektträger; nicht eintrocknen lassen.
20 Minuten mit Sublimat-Alkohol (konzentrierte wäßrige Sublimatlösung + 96prozentiger Alkohol 2 : 1) fixieren.
20 Minuten in Jodalkohol (70prozentiger Äthylalkohol durch Jodtinktur leicht verfärbt) behandeln.

30 Minuten in 70prozentigem Alkohol behandeln.
Spülen mit Aqua dest.
60 Minuten mit 4prozentiger Eisenalaunlösung beizen.
Spülen mit Aqua dest.
60 Minuten in Hämatoxylinlösung färben.
Spülen mit Aqua dest.
Differenzieren in 2prozentiger Eisenalaunlösung (zugießen von 25 ml und dann je 25 ml nach 1, 2 und 3 Minuten; abgießen nach 4 Minuten. Dadurch entstehen vier verschieden differenzierte Längsstreifen).
Gründlich mit Aqua dest. spülen.
Entwässern in steigender Alkohol-Reihe (70 Prozent, 96 Prozent, absoluter Alkohol; je zwei Minuten); in Xylol einlegen.
Präparat noch feucht unter Deckglas einschließen.

Hämatoxylin nach Heidenhain:

Hämatoxylin	10 g
96prozentiger Äthylalkohol	100 ml
Aqua dest.	900 ml

Zuerst Hämatoxylin in Wasser unter leichtem Erwärmen lösen, dann Zugabe des restlichen Wassers und des Alkohols. Erst vier Wochen nach Herstellung ist die Lösung gebrauchsfertig.

Herstellung von Anreicherungspräparaten aus dem Stuhl zum Nachweis von Wurmeiern nach Telemann

Eine bohnengroße Stuhlprobe wird mit 7 ml verdünnter Salzsäure (konzentrierte Salzsäure + Wasser 1 : 3) verrieben und eine halbe Minute in einem Röhrchen geschüttelt.
Zugabe von 7 ml Äther und erneut eine halbe Minute schütteln.
Die Aufschwemmung durch Drahtgaze in Zentrifugenröhrchen gießen und eine Minute zentrifugieren.
Es entstehen vier Schichten (Ätherzone, geleeartige Zone, Salzsäurezone, Bodensatz). Im Bodensatz befinden sich die Wurmeier.

Lehr- und Handbuchliteratur

ALEXANDER, M., RAETTIG, H.: Infektions-Fibel. Thieme, Stuttgart 1968.

BELDING, D. L.: Textbook of Parasitology, 3. Aufl. Appleton, New York 1965.

BERGER, U., HUMMEL, K.: Einführung in die Mikrobiologie und Immunologie. 2. Aufl. Urban und Schwarzenberg, Wien 1964.

BORNEFF, J.: Hygiene. Thieme, Stuttgart 1971.

BURNET, F. M., STANLEY, W. M.: The Viruses. Academic Press, New York 1959.

DANIELS, J., HAGEN, W., LEHMKUHL, H., POSCH, J., PÜRCKHAUER, F., SCHRÖDER, E., STRALAU, J., TRÜB, C. L. P.: Das öffentliche Gesundheitswesen, Band III/A/2. Thieme, Stuttgart 1971.

DUBOS, R. J., HIRSCH, J. G.: Bacterial and Mycotic Infections of Man. 4. Aufl. Pitman, London 1965.

EHRENGUT, W.: Impffibel. Schattauer, Stuttgart 1964.

FAIR, G. M., GEYER, J. C.: Wasserversorgung und Abwasserbeseitigung. Oldenbourg, München 1961.

FLAMM, H.: Die pränatalen Infektionen des Menschen. Thieme, Stuttgart 1959.

GÄRTNER, H., REPLOH, H.: Lehrbuch der Hygiene — Präventive Medizin. 2. Aufl. Fischer, Stuttgart 1969.

GRIST, N. R., ROSS, C. A. C., BELL, E. J., STOTT, E. J.: Diagnostische Methoden in der klinischen Virologie. Thieme, Stuttgart 1969.

GRUMBACH, A., KIKUTH, W.: Die Infektionskrankheiten des Menschen und ihre Erreger. Thieme, Stuttgart 1969.

GSELL, O., MOHR, W.: Infektionskrankheiten. Springer, Heidelberg 1968.

HAAS, R., VIVELL, O.: Virus- und Rickettsieninfektionen des Menschen. Lehmann, München 1965.

HAIDER, M.: Leitfaden der Umwelthygiene. Huber, Basel (in Vorbereitung).

HALLER, E. v.: Gesundheitsbüchlein für die Tropen. Thieme, Stuttgart 1967.

HALLMANN, L.: Bakteriologie und Serologie, 3. Aufl. Thieme, Stuttgart 1961.

HELWIG, H.: Antibiotika — Chemotherapeutika. Thieme, Stuttgart 1970.

HENNEBERG, G., KÖHLER, H.: Praktikum der Virusdiagnostik. Fischer, Stuttgart 1961.

HERRLICH, A.: Handbuch der Schutzimpfungen. Springer, Heidelberg 1965.

HORSFALL, F. L., TAMM, I.: Viral and Rickettsial Infections of Man. 4. Aufl. Pitman, London 1965.

JAWETZ, E., MELNICK, J. L., ADELBERG, E. A.: Medizinische Mikrobiologie. 2. Aufl. Springer, Berlin 1968.

JIROVEC, O.: Parasitologie für Ärzte. Fischer, Jena 1960.

KEMKES, B.: Allgemeine Hygiene. Cantor, Aulendorf 1968.

MÖSE, J. R.: Hygiene und Mikrobiologie für Schwestern. 5. Aufl. Styria, Graz 1967.

MÜLLER, E., LÖFFLER, W.: Mykologie. Thieme, Stuttgart 1968.

NAUCK, E. G.: Lehrbuch der Tropenkrankheiten. 3. Aufl. Thieme, Stuttgart 1967.

PIEKARSKI, G.: Lehrbuch der Parasitologie. Springer, Berlin 1954.

REPLOH, H., OTTE, H.-J.: Lehrbuch der medizinischen Mikrobiologie. 3. Aufl. Fischer, Stuttgart 1968.

RODENWALDT, E., JUSATZ, H. J.: Tropenhygiene. Enke, Stuttgart 1966.

RHODES, A. J., v. ROOYEN, C. E.: Textbook of Virology. Williams and Wilkins, Baltimore 1962.

SCHLEGEL, H. G.: Allgemeine Mikrobiologie. Thieme, Stuttgart 1969.

SCHNEEWEISZ, U.: Allgemeine Mikrobiologie. De Gruyter, Berlin 1968.

SCHNEEWEISZ, U.: Spezielle Mikrobiologie. De Gruyter, Berlin 1968.

SMITH, D. T., CONANT, N. F., OVERMAN, J. R.: Zinsser, Microbiology. 13. Aufl. Appleton-Century-Crofts, New York 1964.

SPIESS, H.: Schutzimpfungen. 2. Aufl. Thieme, Stuttgart 1966.

STEFFEN, C.: Allgemeine und experimentelle Immunologie und Immunpathologie. Thieme, Stuttgart 1968.

WALTER, A. H., HEILMEYER, L.: Antibiotika-Fibel. 2. Aufl. Thieme, Stuttgart 1965.

WERNER, H.-P., WIEDERMANN, G.: Angewandte Hygiene im Krankenhaus. Göschl, Wien 1970.

WIESMANN, E.: Medizinische Mikrobiologie. 2. Aufl. Thieme, Stuttgart 1971.

WILDFÜHR, G.: Medizinische Mikrobiologie, Immunologie und Epidemiologie. Thieme, Leipzig 1959.

ZISCHKA-KONORSA, W.: Infektionskrankheiten. Urban und Schwarzenberg, Wien 1961.

Bildnachweis

Abb. 21: O. Vivell, Viruskrankheiten. In W. Keller und A. Wiskott, Lehrbuch der Kinderheilkunde; Georg Thieme Verlag, Stuttgart 1961.

Abb. 22 a: WHO-Record, 1970.

Abb. 22 b: WHO-Record, 1970.

Abb. 23: Haas-Vivell, Virus- und Rickettsieninfektionen des Menschen; Lehmann, München 1965.

Abb. 24: Haas-Vivell, Virus- und Rickettsieninfektionen des Menschen; Lehmann, München 1965.

Abb. 25: WHO-Record, 1970.

Abb. 32: WHO-Record, 1970.

Abb. 35: Gärtner-Reploh, Lehrbuch der Hygiene — Präventive Medizin; Fischer, Stuttgart 1969.

Abb. 36: Gärtner-Reploh, Lehrbuch der Hygiene — Präventive Medizin; Fischer, Stuttgart 1969.

Sachverzeichnis